Kirsten Lennecke
Das Kundengespräch in Apotheken

W0192106

Das Kundengespräch in Apotheken

Ein Ratgeber zur Gesprächsführung
für Neulinge und alte Hasen

Von Kirsten Lennecke, Sprockhövel
mit 8 Karikaturen von Barbara Kohm, Leonberg

2., durchgesehene Auflage

Deutscher Apotheker Verlag Stuttgart 2000

Anschrift der Autorin:

Dr. Kirsten Lennecke
Rosen-Apotheke
Hauptstraße 40
45549 Sprockhövel

Ein Warenzeichen kann warenrechtlich geschützt sein, auch wenn ein Hinweis auf etwa bestehende Schutzrechte fehlt.

Die Deutsche Bibliothek - CIP-Einheitsaufnahme

Lennecke, Kirsten:
Das Kundengespräch in Apotheken: ein Ratgeber zur Gesprächsführung für Neulinge und alte Hasen / Kirsten Lennecke. Mit 8 Karikaturen von Barbara Kohm. – 2., durchges. Aufl. – Stuttgart : Dt. Apotheker-Verl., 2000
ISBN 3-7692-2724-7

© 2000 Deutscher Apotheker Verlag Stuttgart, Birkenwaldstraße 44, 70191 Stuttgart
Printed in Germany
Satz: Werbekontor Uwe Lärz, Tamm
Druck und Bindung: Hofmann, Schorndorf

Vorwort zur 2. Auflage

Kann sein, dass Sie nie ein ungutes Gefühl befällt, wenn ein Kunde unzufrieden die Apotheke verläßt. Möglicherweise ist es Ihnen auch noch nie passiert, dass Sie während eines Beratungsgesprächs feststellen, dass Sie an Ihrem Kunden oder der Kunde an Ihnen vorbeigeredet hat. Vielleicht kommen Sie auch mit allen Kunden gleichermaßen blendend aus und drücken sich nicht vor vermeintlich „schwierigen Fällen". Dann brauchen Sie diesen Ratgeber zur Gesprächsführung nicht weiter zu lesen.

Aber vielleicht fragen Sie sich doch hin und wieder, warum trotz aller Bemühungen einige Beratungsgespräche „schief laufen". Was ist während des Gesprächs passiert? Und was kann ich dafür tun, dass es beim nächsten Mal besser läuft?

Was ist, wenn sich der Kunde unbedingt mit mir streiten will? Und was, wenn der Kunde gar nicht weiß, was er will? Was kann ich tun, wenn der Kunde ärgerlich ist, weil wir sein Medikament nicht vorrätig haben?

Am schwierigsten sind solche Situationen für Anfänger. Als ich vor einigen Jahren frisch von der Uni, mit dem Zweiten Staatsexamen in der Tasche, zum ersten Mal in einer Apotheke hinter dem HV-Tisch stand, fühlte ich mich unbeschreiblich schlecht: Alles, was ich bisher gelernt hatte, war unbrauchbar für das, was mich hier erwartete. Das fing damit an, dass ich die Kunden mit ihren unaussprechlichen Medikamentenwünschen nicht auf Anhieb verstand und dass ich die handgeschriebenen Rezepte nicht entziffern konnte. Hatte ich den Wunsch dann verstanden, rannte ich sogleich los, um stolz zu holen, was der Kunde wünschte, um dann zur Antwort zu bekommen: „Ich wollte nur wissen, was das kostet."

Es braucht viel Übung und Erfahrung, um Beratungs- und Verkaufsgespräche so aufzubauen, dass sie zum Erfolg führen. Dafür muss manchem zunächst klar werden, was denn der Erfolg eines guten Gesprächs sein kann, denn es ist primär nicht der finanzielle Gewinn der Apotheke.

Zu einem erfolgreichen Beratungsgespräch gehört, dass der Kunde genau das bekommt, was er braucht, und dass er meine Ratschläge auch zu Hause noch befolgt. Das kann nur gelingen, wenn der Kunde sich in der Apotheke wohl fühlt und seinem Berater vertraut. Die Grundlage dafür ist neben der notwendigen Fachkenntnis eine erfolgreiche Gesprächsführung - und zwar auf der sachlichen und auf der emotionalen Ebene.

Dieser Ratgeber ist sowohl für Anfänger zur Vorbereitung auf das Kundengespräch geschrieben, als auch für alle „alten Hasen", die gelegentlich das Gefühl haben: Das hätte ich besser machen können!

An dieser Stelle möchte ich allen danken, die zur Fertigstellung dieses Buches beigetragen haben. Mein besonderer Dank gilt Babara Kohm für die Illustrationen.

Sprockhövel, Sommer 2000   Kirsten Lennecke

* Natürlich auch für Parmaziestudentinnen und Apothekerinnen. Im folgenden Text werde ich entweder die männliche oder die weibliche Bezeichnung verwenden. Alle Aussagen gelten natürlich auch für das jeweils andere Geschlecht.

Inhalt

Vorwort zur 2. Auflage..V
Inhalt..VII

A Kommunikation - ein Austausch von Botschaften......................1

1 Einleitung...3
2 Was ist Kommunikation?...5
3 Die vier Botschaften einer Nachricht...8
4 Die vier Ohren des Empfängers..11
5 Missverständnisse...14
5.1 Die falsch verstandene Nachricht..14
5.2 Das Wechselspiel zwischen Sender und Empfänger..................17
5.3 Störungen analysieren..18

B Das Kundengespräch...19

Die sechs Aspekte des Kundengesprächs....................................20
1 Die Begrüßung...21
1.1 Der erste Eindruck...23
1.2 Die Körpersprache...25
1.3 Die Beziehungsdefinition..34
1.4 Die Personenwahrnehmung..36

2 Die Eröffnung...41
2.1 Die Selbstoffenbarung des Kunden...43
2.2 Eine Kundentypologie..45
2.3 Die Selbstdarstellung des Apothekenmitarbeiters....................66
2.4 Der Gesprächsstil..73
2.5 Die Beziehung zwischen den Gesprächspartnern......................80

3 Die Information...85
3.1 Das Fragen..87
3.2 Richtiges Zuhören..104

4 Die Beratung..113
4.1 Beratungsziel: Compliance..115
4.2 Die Verständlichkeit der Sachinformation...............................118
4.3 Die Aufmerksamkeit des Zuhörers...122

4.4 Patientenmotivation...126
4.5 Die Handlungsanweisungen...130
4.6 Die ausführliche Beratung...135

5   Der Verkauf...137
5.1 Die Kaufmotive...142
5.2 Die Beeinflussung..154
5.3 Die überzeugende Argumentation.....................................161
5.4 Die Kaufsignale...163
5.5 Die Zusatzempfehlung...168
5.6 Der Ersatzverkauf..170

6   Der Abschluss...173
6.1 Der Kaufentschluss..175
6.2 Die Verabschiedung...178

Literatur...181

Sachregister..183

Kommunikation -
ein Austausch von Botschaften

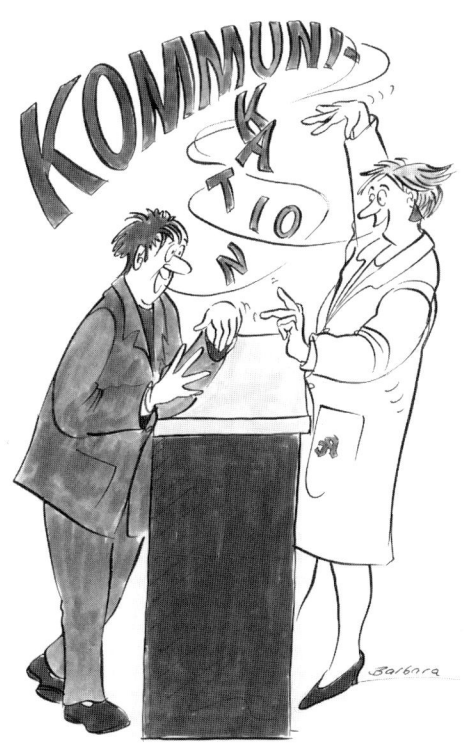

1 Einleitung

Gespräche führen - das kann doch jeder! Gespräche über die Fußballergebnisse, das Wetter oder die Gesundheit - wo ist da der Unterschied? Stimmt, in weiten Teilen unterscheidet sich das Gespräch mit einem Kunden nicht von dem mit irgend einem anderen, z.B. mit einem Unbekannten auf der Straße, der Sie nach dem Weg fragt. Sie werden innerhalb weniger Sekunden einen ersten Eindruck von diesem Unbekannten haben. Von diesem ersten Eindruck hängt es ab, wie sich die Beziehung zwischen Ihnen entwickeln wird.

Vielleicht trauen Sie dem Unbekannten nicht über den Weg. Sie haben eine Abneigung gegen Ihn. Dann wird die Beziehung oberflächlich bleiben und so schnell wie möglich wird das Gespräch beendet werden. Angenehmer für beide Gesprächspartner ist es, wenn Sie sich beide freundlich begegnen. Jeder bringt dem anderen ausreichend Aufmerksamkeit entgegen, so dass sich eine positive Beziehung zwischen Ihnen entwickeln wird. Im Beispiel des Fremden, der nach dem Weg fragt, kümmern Sie sich in diesem Moment nur um ihn. Sie wenden sich ihm mit Ihrem ganzen Interesse zu, um ihm zu helfen. Sie beantworten ihm seine Frage nach dem Weg, ohne daran zu denken, ob es Ihnen einen Nutzen bringt. Sie freuen sich daran, ihm helfen zu können.

Übertragen auf die Gesprächssituation in der Apotheke: wie in diesem Beispiel sollte es so sein, dass der Kunde im Mittelpunkt unseres Denkens steht. In dem Moment, in dem er vor uns steht, geht es nur um seine Bedürfnisse. Wir verwenden unsere ganze Aufmerksamkeit, um ihn zufrieden zu stellen. Und wir freuen uns, ihm helfen zu können, ohne dabei an einen finanziellen Gewinn zu denken.

Also sind Kundengespräche nicht anders als viele andere Gespräche auch. Aber sie unterscheiden sich doch von alltäglichen Unterhaltungen, denn sie sind zweckgebunden. Der Kunde kommt in die Apotheke, um etwas zu kaufen. Unser Gespräch läuft zielgerichtet darauf hinaus, seine Bedürfnisse zu erkunden, um ihm die geeigneten Empfehlungen machen zu können.

Dafür ist es zunächst wichtig, die richtigen Fragen zu stellen und aufmerksam zuzuhören, um genügend Informationen über die Wünsche des Kunden zu erhalten. Weiter ist es entscheidend, die Informationen richtig auszuwerten und für den Kunden die richtige Auswahl zu treffen. Hierfür ist Sachkenntnis notwendig. Denn ohne Wissen fehlt uns die Basis für eine gute Beratung und eine passende Kaufempfehlung. Wir sind nicht in der Lage die richtigen Ratschläge zu geben, die tatsächlich helfen werden. Wissen gibt uns zudem erst die Sicherheit, dem Kunden gegenüber souverän aufzutreten und glaubwürdig zu argumentieren. Viele Menschen glauben, andere zu überzeugen sei lediglich eine Frage der Rhetorik. Das stimmt so nicht, denn ohne das notwendige Fachwissen wird jede Beratung zur Scharlatanerie.

Aber Wissen allein reicht nicht aus. Für eine gute Beratung ist es notwendig, sein Wissen verständlich und wirkungsvoll auszudrücken. Denn wir wollen nicht nur, dass der Kunde unsere Information versteht, sondern auch, dass er unsere Ratschläge zu Hause noch befolgt. Das alles ist Sache einer gelungenen Kommunikation.

Ein Gespräch „führen" enthält übrigens einen Anspruch auf Lenkung und Beeinflussung. Wer erfolgreich Gespräche führt, entscheidet über die Richtung, die das Gespräch nimmt. Er nimmt Einfluss auf seinen Gesprächspartner, und umgekehrt vermeidet er Ärger und Wut, die dadurch entstehen, dass er hilflos der Beeinflussung des anderen ausgesetzt ist.

Gesprächsführung - das ist also auf der einen Seite eine Methode, den Kunden zufrieden zu stellen, damit er glücklich nach Hause geht und es allen weitererzählt. Auf der anderen Seite ist es aber auch eine Stütze für Sie, damit Sie selbst schwierige Situationen im Griff behalten und so den Überblick und den Spaß bewahren können.

Im Folgenden werden wir *Frau Neuling* kennenlernen. Frau Neuling ist seit drei Monaten Pharmaziepraktikantin der *Sonnenschein-Apotheke*. Bei ihren ersten Kundenkontakten fühlte sie sich sehr unsicher. In der Zwischenzeit hat sie schon ein paar Erfahrungen gesammelt, in dem sie ihre Kollegin, *Frau Althaas*, genau beobachtet und sich einige erfolgreiche Verhaltensweisen abgeguckt hat. Der Chef der Sonnenschein-Apotheke ist *Herr Dr. Nettmann*. Er meint es gut mit allen, macht aber, wie wir sehen werden, auch nicht alles richtig.

2 Was ist Kommunikation?

Bevor wir mit dem Kundengespräch anfangen, sehen wir uns zunächst an, was es eigentlich bedeutet, Gespräche zu führen.

Gespräche scheinen häufig zu „laufen" - wir sprechen miteinander, ohne dass einer der Gesprächspartner sagen würde, er „führe" das Gespräch. Dennoch steckt in jedem Gespräch, das wir führen, der Anspruch auf Lenken und Steuern. Menschen verfolgen beim Sprechen bestimmte Absichten. Wir wollen etwas erreichen, und so lenken wir - häufig unbewusst - auf unsere Ziele hin. Wer erfolgreich mit anderen sprechen will, sollte sich seiner Ziele bewusst sein. Nur so kann er über den Verlauf des Gesprächs entscheiden.

Das gilt für alle Arten von Gesprächen: in der Familie genauso wie zwischen Mitarbeitern, zwischen Apothekenleiterin und Angestellter genauso wie zwischen Apothekenmitarbeiterin und Kunde. Überall gelten die Grundregeln der Kommunikation.

Kommunikation - muss ich das denn wirklich lernen? Ich frage etwas und bekomme eine Antwort. Ich bitte um etwas und bekomme das Gewünschte in die Hand - wo ist das Problem?

Sie scheint zu funktionieren, die Verständigung. Meistens jedenfalls. Aber es gibt zum Beispiel gute und schlechte Verkäufer. Worin unterscheiden sie sich? Es gibt Kunden, mit denen kommt man einfach nicht ins Gespräch. Woran liegt das? Nach einem zeitaufwendigen Beratungsgespräch verlässt der Kunde, ohne etwas gekauft zu haben, unzufrieden die Apotheke. Manchmal ist also die Verständigung gestört.

Kommunikation kann man umschreiben als Austausch von Informationen. Dafür ist nach altbekannter Theorie ein Sender beteiligt, der eine Nachricht an einen Empfänger weiterleitet.

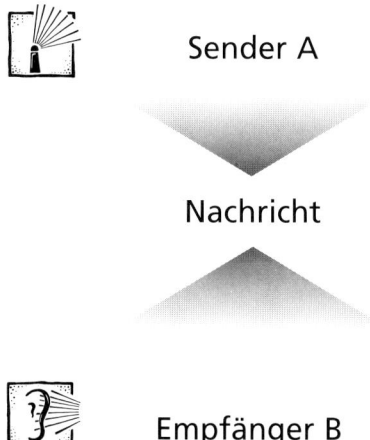

Sender A

Nachricht

Empfänger B

Dabei übersetzt A seine Nachricht in Zeichen, die er dem anderen sendet. B empfängt die Zeichen, entschlüsselt sie und deutet sie für sich.

In einem Beratungsgespräch erzählt ein Kunde, Herr Muff, Frau Neuling, der Pharmaziepraktikantin, er brauche wohl Schlaftabletten. Er könne abends schlecht einschlafen, manchmal sei er jetzt sogar nachts wach geworden. Und dann fühle er sich morgens wie gerädert. Frau Neuling hört seine Worte. Schlaftabletten, aha, Einschlafstörungen, ja, und Durchschlafschwierigkeiten. Sie holt ihm wie gewünscht Tabletten gegen Einschlaf- und Durchschlafstörungen, sagt ihm, wie er sie einzunehmen hat, der Kunde nimmt sie, bezahlt und geht.

Aber kaum ist Herr Muff zu Hause angekommen, schimpft er zu seinem Nachbarn: „In die Sonnenschein-Apotheke gehe ich nicht noch mal. Die Frau, die mich bedient hat, kannte ich gar nicht. Wahrscheinlich eine Neue, die hatte überhaupt keine Ahnung. Die hat mir etwas angedreht, was ich noch nie hatte. Das nehme ich auf gar keinen Fall ein."

Was ist da passiert? Scheinbar haben die beiden erfolgreich miteinander gesprochen, dennoch verlässt Herr Muff unzufrieden die Apotheke. „Irgend etwas" hinter den Worten oder zwischen den Zeilen ist schief gegangen.

Übrigens: Kunden, die sich aus irgendeinem Grund schlecht bedient, schlecht behandelt fühlen, sind ein Problem für den Ruf der Apotheke. Unzufriedene Kunden erzählen im Schnitt 15 anderen Menschen von ihrer schlechten Erfahrung; zufriedene Kunden berichten statistisch nur 5 Leuten von ihrer guten Erfahrung. Das bedeutet, schon bei einem einzigen unzufriedenen Kunden, braucht man mindestens 3 besonders zufriedene, um den schlechten Ruf wieder auszugleichen.

1 unzufriedener Kunde schimpft dreimal mehr als 1 zufriedener Kunde loben kann!

Frau Neuling hat hier kaum eine Chance, es dem Kunden recht zu machen.

Herr Muff stutzt schon, als er Frau Neuling hinter dem HV-Tisch stehen sieht: Wer ist das denn, die kennt mich ja gar nicht. Er spricht zwar mit ihr, erzählt ihr von seinen Schlafproblemen, aber während er spricht, denkt er: Was kann die denn schon von Schlafproblemen wissen, die ist ja noch so jung, dass sie gar nicht weiß, was es heißt, nicht einschlafen zu können. Als Frau Neuling ihm dann Schlaftabletten anbietet, denkt er: Wusste ich es doch, die weiß gar nicht, was mir hilft; sonst habe ich immer die blaue Packung mit den weißen Streifen, die verkauft mir ihr Chef und die helfen auch, aber diese hier hat mir noch niemand empfohlen. Um keinen Ärger zu haben, kauft Herr Muff zwar die anderen Schlaftabletten, aber zufrieden ist er nicht.

Herr Muff reagiert hier auf die gesamte Erscheinung von Frau Neuling mehr als auf ihre Worte.

An dieser Stelle ist es wichtig, sich im Klaren darüber zu sein, dass Kommunikation nicht an den Austausch von Worten gebunden ist. Bei jeder Begegnung zwischen Menschen werden zwischen ihnen Informationen ausgetauscht.

Abends nach Feierabend bekommt Frau Neuling einen Telefonanruf von einer langjährigen Freundin: „Na, du scheinst ja ganz schön überfordert zu sein mit deiner Arbeit. Ich war heute bei euch in der Apotheke, um dich zu besuchen, aber du hast mich nicht bemerkt, obwohl du direkt an mir vorbeigerannt bist."

Frau Neuling hat ihre Freundin gar nicht bemerkt. Trotzdem hat sie ihr durch ihr Verhalten eine Nachricht übermittelt, nämlich: *„Ich habe viel zu tun; ich habe für nichts anderes Zeit."*

Einer der Grundsachverhalte menschlicher Interaktionsprozesse lautet:

Man kann nicht *nicht* kommunizieren.

P. Watzlawick

Jedes Verhalten hat eine Bedeutung für einen Beobachter, auch wenn der erste gar nicht weiß, dass er beobachtet wird. Denn Kommunikation erfolgt zum großen Teil non-verbal, also ohne Worte.

Das bedeutet für den alltäglichen Ablauf, sobald Kunden uns sehen können, empfangen sie Botschaften über uns. Unser gesamtes Verhalten in der Offizin und auch in der Freizeit geht in das Bild ein, welches Kunden von uns haben.

Ein zweiter Grundsatz der Kommunikationswissenschaftler um Watzlawick lautet verkürzt:

Jede Kommunikation hat einen Inhalts- und einen Beziehungsaspekt.

P. Watzlawick

Mit anderen Worten heißt das, jede Nachricht enthält mehr als eine Information über den Sachinhalt, nämlich zusätzlich noch eine über den Sprecher und seine Beziehung zum Gesprächspartner. Für den Ausdruck dieser Informationen stehen neben den Worten die Stimmhöhe, die Lautstärke, die Betonung, die Haltung des Sprechers, seine Mimik - also seine gesamte Erscheinung zur Verfügung. Dieser Tatbestand ist während des Lesens immer in Erinnerung zu behalten, denn die Schrift ist nur ein begrenztes Medium, die „gesamte Erscheinung" auszudrücken.

Welche Informationen (oder: Botschaften) eine Nachricht enthalten kann, sehen wir uns im Folgenden an.

3 Die vier Botschaften einer Nachricht

In jeder gesendeten Nachricht stecken (nach einem sehr anschaulichen Modell von F. Schulz von Thun) vier Botschaften. Im Vordergrund steht meistens die Sachinformation. Nehmen wir ein Beispiel:

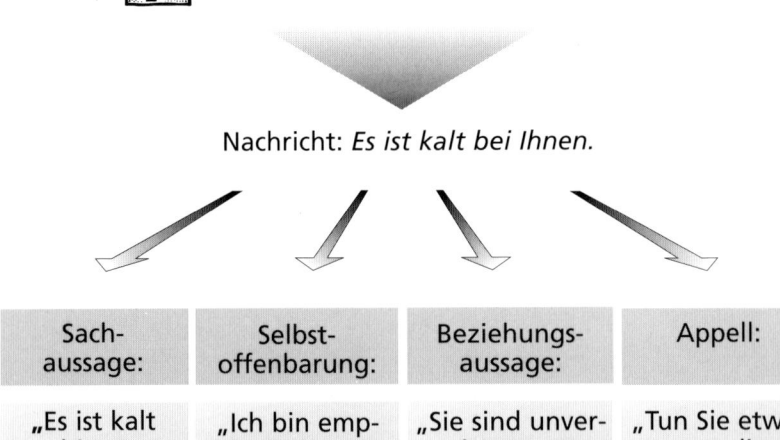

Sender: fröstelnde Kundin

Nachricht: *Es ist kalt bei Ihnen.*

Sach-aussage:	Selbst-offenbarung:	Beziehungs-aussage:	Appell:
„Es ist kalt hier."	„Ich bin emp-findlich und brauche Ihr Mitgefühl."	„Sie sind unver-schämt, uns Kunden frieren zu lassen."	„Tun Sie etwas gegen diese Kälte!"

„Das ist aber kalt hier bei Ihnen!", jammert eine wehleidige, verschnupf-te Kundin.

Die **Sachbotschaft** lautet tatsächlich: *„Es ist hier kalt."* Sie gibt Antwort auf die Frage: Worüber informiert der Nachrichtensender?

Aber was sagt die Kundin noch mit diesem Satz? Wir können es heraus-hören: *„Sie sind unverschämt, es hier in der Apotheke so kalt zu haben. Wir armen kranken Kunden sollen uns wohl den Tod holen!"* So oder so ähn-lich hören wir aus dem Satz der Kundin eine Anklage gegen uns. Sie wirft uns damit vor, wir würden die Kunden geringschätzen und keine Rücksicht auf sie nehmen. Sie sendet eine **Beziehungsbotschaft**, eine Aussage zu der Frage: Wie stehen wir zueinander? Wie gehen wir miteinander um?

Was hören wir noch heraus? Die Kundin gibt uns zu verstehen: *„Ich bin sehr empfindlich und ich brauche Ihr Mitgefühl!"* Die Kundin schickt uns mit demselben Satz also auch eine **Selbstoffenbarung**. Sie beantwortet die Frage: Was gibt der Sprecher von sich kund?

Und was tun wir, spätestens, wenn die Kundin wieder aus der Apotheke raus ist? Vielleicht schließen wir das Fenster oder drehen die Heizung auf, denn wir haben den **Appell** empfangen: *„Tun Sie etwas gegen diese Kälte! Sehen Sie zu, dass es bei Ihnen wärmer wird!"* In jeder Nachricht steckt ein Hinweis darauf, was der Sprecher vom Zuhörer will, ein Aufruf, etwas zu tun.

Wozu ist das nötig, eine Nachricht so zu zerpflücken? Das sieht auf den ersten Blick nach grauer Theorie aus. Was können wir mit diesen unterschiedlichen Botschaften anfangen? Nehmen wir ein weiteres Beispiel:

 Sender: aufgeregte Mutter

Nachricht: *Geben Sie mir schnell etwas gegen das Fieber für mein Kind.*

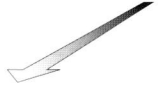   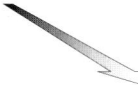

Sach-aussage:	Selbst-offenbarung:	Beziehungs-aussage:	Appell:
„Ich brauche sofort das Arzneimittel."	„Ich bin sehr besorgt und in Eile."	„Sie können mir helfen."	„Geben Sie mir sofort das Arzneimittel!"

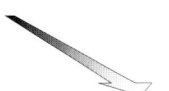   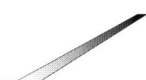

 Empfänger: Frau Neuling

Es kommt eine aufgeregte junge Frau in die Sonnenschein-Apotheke gestürmt: „Geben Sie mir schnell etwas gegen hohes Fieber für mein Kind!"

Worüber informiert die Kundin? (Sachaussage)
„Mein Kind hat hohes Fieber. Ich will dagegen ein Arzneimittel geben."
Was gibt sie von sich selber kund? (Selbstoffenbarung)
„Ich habe es eilig. Ich bin sehr besorgt, weil mein Kind krank ist."
Wie steht die Kundin zu Frau Neuling? (Beziehungsaussage)
„Sie sind erfahren genug, um mir zu helfen. Ich vertraue Ihnen."
Was will sie Frau Neuling veranlassen zu tun? (Appell)
„Geben Sie mir sofort das Arzneimittel!"

Überlegen wir einmal, wie Frau Neuling darauf reagieren kann.

„Wie hoch ist das Fieber? Wie lange hat es das schon? Haben Sie eine Erklärung dafür, vielleicht eine Erkältung?" (auf die Sachaussage)

„Nun regen Sie sich mal nicht so auf, bleiben Sie ruhig, sonst passiert Ihnen auch noch was." (auf die Selbstoffenbarung)

„Wenn Kinder hohes Fieber haben, sollten sie immer gleich zum Arzt gehen. Da sind Sie bei uns an der falschen Adresse." (auf die Beziehungsaussage)

„Ja, ich hole es Ihnen sofort!" (auf den Appell)

Wahrscheinlich erwartet die Kundin in ihrer Eile keine weiteren Zwischenfragen, sondern sofortige Belieferung ihres Wunsches. Sobald Frau Neuling nicht sofort das gewünschte Mittel holt, sondern zuerst Fragen stellt, wird die Kundin irritiert sein und sich vielleicht ärgern. Dennoch wird Frau Neuling sicherlich zunächst nachfragen:

„Wie hoch ist denn das Fieber und wie lang hat es das schon?" Worauf die Kundin böse erwidert: *„Ich habe nicht vor, mich hier lange zu unterhalten. Zu Hause wartet auf mich ein krankes Kind!"*

Frau Neuling antwortet auf die Sachaussage und versucht mehr Informationen über den Zustand zu erhalten, um besser entscheiden zu können, ob ein Fieberzäpfchen ausreicht oder die Kundin mit ihrem Kind lieber doch sofort zum Arzt gehen sollte. Die Kundin ärgert sich, weil Frau Neuling auf ihren Appell nicht sofort eingeht.

4 Die vier Ohren des Empfängers

In einem Gespräch können Missverständnisse dadurch auftreten, dass der eine Gesprächspartner in seiner Antwort auf eine andere Botschaft eingeht, als der Gesprächspartner es erwartet.
Schulz von Thun nennt dieses Phänomen das „Hören mit vier Ohren". Dadurch, dass man mit einem bestimmten Ohr (dem Sachohr, dem Selbstoffenbarungsohr, dem Beziehungsohr oder dem Appellohr) hört, selektiert man aus einer Nachricht eine Botschaft.

 Sender: stressgeplagte Geschäftsfrau

Nachricht: *Ich brauche unbedingt Kopfschmerztabletten.*

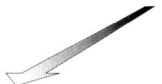   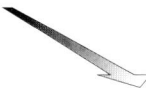

Sach-aussage:	Selbst-offenbarung:	Beziehungs-aussage:	Appell:
„Ich brauche Kopfschmerz-tabletten."	„Ich fühle mich bemitleidens-wert schlecht."	„Ihnen geht es gut, Sie können mir helfen."	„Bemitleiden Sie mich!"

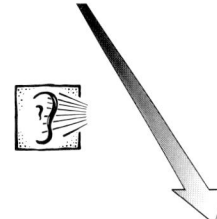 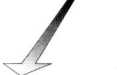 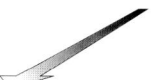

Empfänger: Frau Neuling

Antwort: *Hier bitte schön. Macht 6,70 DM.*

„Oh, mir geht's gar nicht gut. Ich brauche unbedingt Kopfschmerztabletten!", jammert eine gestresste Geschäftsfrau Frau Neuling etwas vor.
Worüber informiert die Kundin? (Sachaussage)
„Ich habe Kopfschmerzen."

Was gibt sie von sich selber kund? (Selbstoffenbarung)
„Ich fühle mich so schlecht, dass ich mich selbst bemitleide."
Was hält die Kundin von Frau Neuling? (Beziehungsaussage)
„Sie sind gesund, Sie sind stärker als ich, Ihnen geht es besser als mir."
Was will sie Frau Neuling veranlassen zu tun? (Appell)
„Bemitleiden Sie mich und helfen Sie mir!"

Frau Neuling dreht sich auf der Stelle um, greift hinter sich in die Sicht-
wahl nach irgendwelchen Schmerztabletten, legt sie der Kundin vor die
Nase und sagt: „Macht 6,70 DM, bitte."
Damit hat Frau Neuling so schnell wie möglich etwas gegen die Kopfschmerzen der Kundin getan. Eigentlich könnte die Kundin glücklich sein
über die prompte Hilfe. Wahrscheinlich ist jedoch, dass die Kundin unzufrieden ist, ohne dass sie sagen könnte, was sie denn stört.
Frau Neuling hat nur auf die Sachaussage der Kundin geantwortet: Kopfschmerzen - Kopfschmerztabletten. Sie hat die anderen Aussagen ignoriert.
Die Kundin hat aber erwartet, dass sie ein bisschen bemitleidet und getrö-
stet wird.

 Sender: stressgeplagte Geschäftsfrau

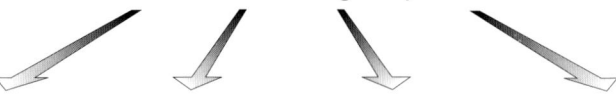

Nachricht: *Ich brauche unbedingt Kopfschmerztabletten.*

Sachaussage:	Selbstoffenbarung:	Beziehungsaussage:	Appell:
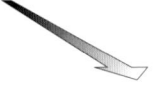„Ich brauche Kopfschmerztabletten."	„Ich fühle mich bemitleidenswert schlecht."	„Ihnen geht es gut, Sie können mir helfen."	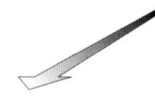„Bemitleiden Sie mich!"

 Empfänger: Herr Dr. Nettmann

Antwort: *Oh, mir geht´s auch nicht gut!*

Schauen wir, wie Herr Dr. Nettmann, Frau Neulings Chef, antwortet:

„Oh, mir geht es auch nicht gut. Das scheint am Wetter zu liegen. Da nehmen Sie jetzt gleich zwei von diesen Kopfschmerztabletten, das hat mir auch geholfen!"

Herr Dr. Nettmann hört aus der Nachricht der Kundin heraus: *„Ihnen geht es gut, Sie haben ja auch nicht so viel Ärger wie ich. Oh, wie ich Sie beneide. Es sollte mir nur einmal so gut gehen wie Ihnen!"* Damit kann Herr Dr. Nettmann nicht übereinstimmen: *„Von wegen!"*, denkt er und: *„Was wissen Sie, wie es mir geht? Was meinen Sie, wie oft ich Kopfschmerzen habe. Nun stellen Sie sich mal nicht so an. Sie sind nicht die einzige auf der Welt, die arbeiten muss!"* Herr Dr. Nettmann reagiert damit auf die Beziehungsaussage der Kundin. Die Kundin ist damit auch nicht zufrieden. Was redet der von sich? Ihr, der Kundin, geht es schlecht! Wie es dem Apotheker geht, ist ihr völlig egal!

 Sender: stressgeplagte Geschäftsfrau

Nachricht: *Ich brauche unbedingt Kopfschmerztabletten.*

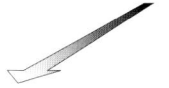   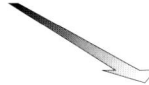

Sach- aussage:	Selbst- offenbarung:	Beziehungs- aussage:	Appell:
„Ich brauche Kopfschmerz- tabletten."	„Ich fühle mich bemitleidens- wert schlecht."	„Ihnen geht es gut, Sie können mir helfen."	„Bemitleiden Sie mich!"

 Empfänger: Frau Althaas

Antwort: *Ja, Sie sehen auch wirklich schlecht aus!*

Ganz anders antwortet Frau Althaas, Frau Neulings erfahrene Kollegin:

Frau Althaas antwortet mit besorgtem Gesicht: „Oh ja, Sie sehen auch gar nicht gut aus. Haben Sie schon einmal daran gedacht, dass es mit solch starken Kopfschmerzen nicht doch besser ist, zum Arzt zu gehen?" Darauf nickt die Kundin mit einem vorsichtigen Lächeln - dabei fasst Sie sich an die Stirn: „Ja, aber dazu habe ich in meiner Situation ja nun überhaupt keine Zeit!" Frau Neuling antwortet: „Sie haben trotz starker Schmerzen nicht die Möglichkeit, mal kurz beim Arzt vorbeizuschauen? Dann müssen Sie ja sehr stark belastet sein. Haben Sie denn sehr viel Stress und Aufregung im Moment?" - „Ja, was glauben denn Sie? Gerade jetzt vor den Feiertagen komme ich aus meinem Geschäft keine Minute heraus. Alles muss man selber machen. Ich sage Ihnen, Tag und Nacht habe ich zu tun, Tag und Nacht!" Dabei bessert sich die Stimmung der Kundin sichtlich. Ihre Kopfschmerzen scheinen fast vergessen. Sie macht einen aufgekratzten, zufriedenen Eindruck. Frau Althaas verkauft ihr Kopfschmerztabletten mit dem Hinweis, denn doch mal einen Arzt aufzusuchen, und die Kundin verlässt zufrieden die Apotheke.

Gemerkt? Frau Althaas antwortet nicht auf die Sachaussage der Kundin, sondern auf ihren Appell: *„Trösten Sie mich und bemitleiden Sie mich!"* Die Kundin wollte vor allem jemandem erzählen, wieviel Arbeit sie um die Ohren hat, um sich selbst bestätigt zu sehen. Die Kopfschmerzen waren sicherlich vorhanden, aber schon allein durch Frau Althaas Zuwendung schienen sie sich zu bessern. Diese Kopfschmerztabletten werden gut helfen.

Jede Nachricht enthält vier Botschaften. Je nach Empfänger und dessen Stimmungslage können bei ein und derselben Nachricht unterschiedliche Botschaften ankommen.
Man kann ein und dieselbe Botschaft mit unterschiedlichen „Ohren" hören, nämlich dem Sachohr, dem Selbstoffenbarungsohr, dem Beziehungsohr und dem Appellohr.
Ein Gespräch scheint für alle Beteiligten harmonisch abzulaufen, wenn die Antwort zu der Aussage erfolgt, die der Sender hauptsächlich vermitteln wollte.

5 Missverständnisse

5.1 Die falsch verstandene Nachricht

Aber zu dem Hören mit unterschiedlichen Ohren gibt es noch ein offensichtliches Problem der Kommunikation. Die Nachricht, die der Sender ausschickt, wird vom Empfänger nicht immer richtig entschlüsselt. Untersuchen wir dazu ein Beispiel:

Sender: Kundin mit Kosmetikwunsch

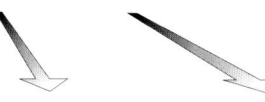

Sach-aussage:	Selbst-offenbarung:	Beziehungs-aussage:	Appell:
„Sie haben keine Tagescreme für empfindliche Haut."	„Ich ärgere mich, weil ich diese Creme nicht finden kann."	„Sie kennen sich hier gut aus; Sie können mir helfen."	„Helfen Sie mir!"

Nachricht: *Sie haben wohl keine Tagescreme für empfindliche Haut?*

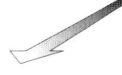

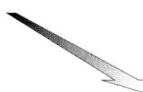

Sach-aussage:	Selbst-offenbarung:	Beziehungs-aussage:	Appell:
„Sie findet keine Tagescreme für empfindliche Haut."	„Sie ärgert sich, weil sie diese Creme nicht finden kann."	„Wir haben die Freiwahl un-übersichtlich eingeräumt."	„Räumen Sie hier mal auf!"

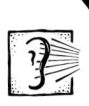 Empfänger: Frau Neuling

Antwort: *Was kann ich dafür, dass Sie das Ordnungsprinzip nicht verstehen?!*

Eine Kundin steht suchend vor dem Kosmetikregal und fragt ein wenig gereizt: „Sagen Sie mal, Sie haben wohl gar keine Tagescreme für empfindliche Haut!?"

Worüber informiert die Kundin? (Sachaussage)
„Sie führen keine Tagescreme für empfindliche Haut."
Was gibt sie von sich selber kund? (Selbstoffenbarung)
„Ich kann die Tagescreme für empfindliche Haut nicht finden."
Was hält sie von Frau Neuling? Wie steht sie zu ihr? (Beziehungsaussage)
„Sie kennen sich hier bestimmt gut aus."
Was will sie Frau Neuling veranlassen zu tun? (Appell)
„Helfen Sie mir beim Suchen!"

Hören wir zu, was Frau Neuling antwortet:
„Natürlich haben wir die. Sie steht hier, wo sie hingehört, bei der restlichen Pflegeserie für empfindliche Haut. Wo soll sie denn sonst stehen?"

Hoppla, Frau Neuling sucht Streit. Aber das darf auf keinen Fall geschehen. Bei einem Streit mit Kunden kann sie nur verlieren. Aber wie konnte es dazu kommen? Was hat Frau Neuling so wütend gemacht?

Erst gestern hatte Frau Neulings Chef, Herr Dr. Nettmann, vor dem Kosmetikregal gestanden, lange überlegt und schließlich geäußert, er fände das gesamte Sortiment dieser Kosmetikserie sowieso schon unübersichtlich, und bei der Aufteilung werde er erst recht nicht schlau daraus. Das hatte Frau Neuling mächtig geärgert, denn sie hatte sich lange überlegt, wie man das Sortiment ordnen sollte. Danach hatte sie noch den ganzen Nachmittag an der Aufstellung der Präparate herumgefeilt.
Heute - Frau Neuling ärgerte sich immer noch über die Bemerkung vom Chef - kam diese nörgelige Kundin an und fragte schnippisch: „Sagen Sie mal, Tagescreme für empfindliche Haut haben Sie wohl nicht?"
Frau Neuling verstand daraus: „Räumen Sie hier doch mal auf! Die Packungen stehen ja wie Kraut und Rüben!" **(Appell)**. *Darauf hätte sie am liebsten genauso schnippisch geantwortet: „Sperren Sie die Augen auf. Was kann ich dafür, dass Sie zu blöd sind, mein Ordnungssystem zu verstehen?!"*

Da haben wir ein ernstes Missverständnis. Frau Neuling hat einen anderen Appell aus der Nachricht gehört, als die Kundin ihn senden wollte. Die Kundin hat ihn missverständlich gesendet - Frau Neuling hat ihn falsch verstanden. Was hat sie im Einzelnen herausgehört?

„Sie führen keine Tagescreme für empfindliche Haut." (Sachaussage)
„Ich bin ärgerlich, dass ich in dieser Unordnung nichts alleine finden kann." (Selbstoffenbarung)
„Sie sind für Kunden eine Last, weil Sie so unordentlich sind." (Beziehungsaussage)
„Räumen Sie hier mal richtig auf!" (Appell)

Die Übermittlung der Botschaften ist um einen Schritt komplizierter, als wir ihn bisher betrachtet haben. Die Nachricht enthält ihre Botschaften nur versteckt. Jeder Zuhörer entschlüsselt für sich aus dieser Nachricht die vier dazugehörigen Botschaften aus seinem Kontext heraus. Das heißt: jeder kann etwas anderes verstehen.

Normalerweise verstehen wir, was der andere sagen will, weil wir den Zusammenhang sehen, in dem der Gesprächspartner seine Nachricht formuliert. Wir erfassen seine Gesamtsituation und fühlen uns in ihn hinein. Dadurch haben wir auch im Normalfall das richtige Gespür für seine Botschaften. Dieses Einfühlen (Empathie) funktioniert am besten, wenn wir unseren Gesprächspartner gut kennen und aus Erfahrung wissen, wie er es meint.

Schwierigkeiten kann es also mit allen Kunden geben, weil wir nur wenige wirklich gut kennen. Trotzdem funktioniert auch hier meistens die Verständigung gut, weil wir im Verkaufsgespräch formelhafte Eröffnungen, Fragen und Bestätigungen geben. Nur wenn es zu Missverständnissen kommt, sollten wir wissen, wie diese auftreten können.

Wie funktioniert dann überhaupt Verständigung? Kann ich denn überhaupt jemals den anderen verstehen? Wer hat Schuld an solchen Missverständnissen? Hat die Kundin sich falsch ausgedrückt oder hat Frau Neuling sie nur falsch verstanden? In diesem Fall hilft es nicht, die Schuld zu suchen. Die Frage ist: Wie hätte das Missverständnis vermieden werden können?

In dem Moment, als Frau Neuling sich über die Kundin anfängt zu ärgern, sollte sie Halt machen: *„Moment, warum ärgere ich mich jetzt? Was habe ich jetzt herausgehört? Kritik über die Ordnung in dem Sortiment? Hat das die Kundin wirklich gemeint?"*

Frau Neuling fragt die Frau freundlich zurück: „Sie haben Schwierigkeiten, Ihre Creme zu finden? Finden Sie das Kosmetiksortiment schlecht geordnet?"

„Nein, nein," antwortet da die Kundin entschuldigend. „Es ist sicherlich nicht schlecht geordnet, aber es sind so fürchterlich viele Packungen, die alle gleich aussehen. Jetzt suche ich schon seit einiger Zeit, und ich werde schon ganz ungeduldig. Ich ärgere mich über mich selbst. Habe ich denn Tomaten auf den Augen?! Bitte helfen Sie mir beim Suchen!"

Hier haben wir den unmissverständlichen Appell. Jetzt ist auch Frau Neuling wieder beruhigt und hilft der Kundin gerne beim Suchen. Das Problem, das hier auftaucht, ist, dass eine Nachricht falsch interpretiert wird. Der Empfänger hört andere Botschaften aus der Nachricht heraus, als der Sender sie vermitteln wollte.

5.2 Das Wechselspiel zwischen Sender und Empfänger

Sich verstehen - erfolgreich zu kommunizieren - ist eine ziemlich komplizierte Angelegenheit. Es ist ein Wechselspiel zwischen zwei Personen, die abwechselnd Sender und Empfänger von Nachrichten sind. Es ist nicht so, dass A eine Nachricht sendet und B sie genauso versteht, wie sie gemeint ist. Sondern B versteht sie aus seiner eigenen Vorstellung, aus seinen Erfahrungen, Erinnerungen, Erwartungen heraus. Was B versteht, ist selten das, was A genau hat sagen wollen. So können beide aneinander vorbeireden, ohne dass sie sich wirklich verstehen. Hinweise für Kommunikationsstörungen sind Gefühle wie Ärger oder Unmut, der Gedanke: *„Er versteht mich nicht!"* oder *„Warum hört er mir nicht zu?"*

5.3 Störungen analysieren

Was kann ich dagegen tun? Sobald man merkt *„Da stimmt etwas nicht!"*, hilft es, in Gedanken einen Schritt zurückzutreten und sich in der Situation zu beobachten. *„Was machen wir hier eigentlich?"* ist die entscheidende Frage. *„Warum reagiert mein Gesprächspartner so wütend?"* oder *„Warum ärgere ich mich im Moment?"* In diesem Moment kann man versuchen, die Gesprächsstörung zu analysieren. Habe ich den Kunden missverstanden oder der Kunde mich? Muss ich genauer hinhören und nachfragen? Oder muss ich mich klarer ausdrücken? Auf welcher Ebene liegt das Problem? Hat sich einer von beiden im Tonfall vergriffen, so dass sich der andere schlecht behandelt fühlt?

In diesem Moment rückt man vom eigentlichen Gesprächsthema ab und geht dazu über, die Gesprächsstörung in den Mittelpunkt zu rücken. Dabei ist es wenig hilfreich zu sagen: *„Jetzt wollen Sie mich aber nicht verstehen!"* oder *„Sie haben mir nicht richtig zugehört!"*, sondern zu überlegen: *„Was ist hier schiefgelaufen?"*

Eine Störung beruht genau wie ein gut laufendes Gespräch auf das Wechselspiel beider Gesprächspartner. Wenn in dieser Situation einer dem anderen Vorwürfe macht, wird sich das gegenseitige Verständnis nicht wieder einstellen. Wichtig ist es stattdessen dem anderen Rückkoppelung zu geben darüber, was man verstanden hat. Indem beide Gesprächspartner so über das Missverständnis reden, kann es sich häufig leicht aufklären.

Erst wenn man Kommunikationsstörungen rechtzeitig erkennt, besteht die Möglichkeit, erfolgreich dagegen anzugehen. Versucht man sämtliche schwierigen Gespräche im Nachhinein zu analysieren, hat man beim nächsten Mal die Chance, Probleme und Missverständnisse zu vermeiden.

Dabei hilft es, das Gespräch in Gedanken oder im Rollenspiel mit anderen Mitarbeitern so lange durchzusprechen und abzuwandeln, bis man für sich die optimale Antwort gefunden hat, die das Gespräch gerettet hätte. Auf der einen Seite baut eine solche Übung den eigenen Ärger ab, falsch reagiert zu haben; auf der anderen Seite prägen sich dabei Formulierungen ein, die beim nächsten ähnlichen Störfall hilfreich sein können.

Das Kundengespräch

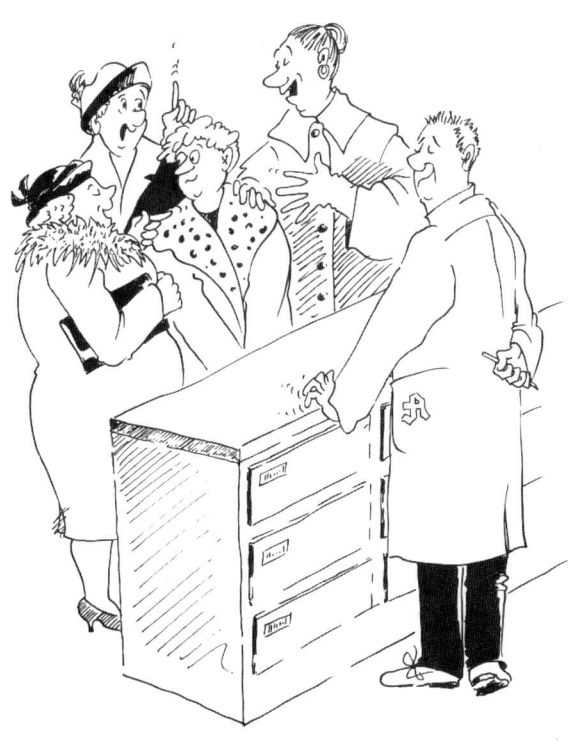

Die sechs Aspekte des Kundengesprächs

Nicht jedes Kundengespräch lässt sich in ein Schema fassen. Die Kunden kommen mit unterschiedlichen Wünschen in die Apotheke - der eine möchte nur schnell sein Rezept einlösen oder sein Schmerzmittel kaufen, der andere wünscht ein ausführliches Beratungsgespräch. Aus einem ausdrücklichen Präparatewunsch kann ein intensives Beratungsgespräch werden. Zu jedem Rezept kann eine indikationsbezogene Zusatzempfehlung gegeben werden. In jedem Gespräch finden sich Anteile von sechs Aspekten:

- **Die Begrüßung.** Hier wird die Grundlage für eine Beziehung zum Kunden bzw. Patienten geschaffen. Der Kunde erhält einen ersten Eindruck von der gesamten Apotheke, vor allem von den Mitarbeitern. Der Apothekenmitarbeiter macht sich ein Bild vom Kunden.

- **Die Eröffnung.** Es wird zum Kunden Kontakt aufgenommen. Eine positive Beziehung wird aufgebaut. Hier stellen sich der Kunde und der Apothekenmitarbeiter selbst dar.

- **Die Information.** Durch gezielte Fragen und vor allem durch richtiges Zuhören werden Informationen gesammelt und dadurch die Kundenwünsche ermittelt. Nur wenn diese Phase erfolgreich verläuft, kann eine effektive Beratung stattfinden.

- **Die Beratung.** Die Beratung ist ein zentraler Bestandteil eines jeden Verkaufs, sei es in der Selbstmedikation oder in der Rezeptbelieferung. In einigen Fällen ergeben sich reine Beratungsgespräche. Der Apothekenmitarbeiter stellt dem Kunden ein Produkt vor, das auf seine Bedürfnisse hin ausgewählt ist. Die Information zu den Arzneimitteln wird hierbei so aufbereitet, dass sie für den Kunden eine Bedeutung bekommt.

- **Der Verkauf.** In der Verkaufsphase erfährt der Kunde bzw. der Patient den Nutzen des ausgewählten Produkts. Der Apothekenmitarbeiter schafft dieses, indem er erfolgreich an die Motive des Kunden appelliert.

- **Der Abschluss.** In der Abschlussphase wechselt die Ware den Besitzer. Das Gespräch mit dem Kunden wird durch abschließende Worte abgerundet. Das Ziel ist es, einen zufriedenen Kunden zu verabschieden.

1

Die Begrüßung

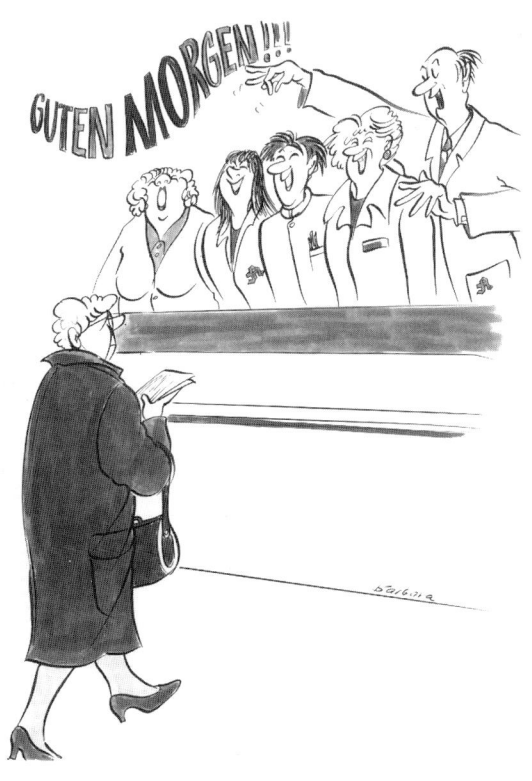

Die Begrüßung findet in den ersten Sekunden der Kontaktaufnahme statt. Dennoch ist sie so wichtig, dass sie ausführlich betrachtet werden muss. Sie kann entscheidend sein für den gesamten Gesprächsverlauf, sie kann über Erfolg oder Misserfolg bestimmen. Was passiert in dieser Zeit? Der Kunde bekommt einen ersten Eindruck von der Apotheke. Der Apothekenmitarbeiter hat die Möglichkeit, den Kunden positiv auf das bevorstehende Gespräch hinzustimmen. In diesem Augenblick werden vor allem non-verbale Botschaften ausgetauscht, die als Gesamtbild vom Kunden aufgenommen werden. Bereits durch die ersten Worte zur Begrüßung wird die Beziehung zwischen beiden Gesprächspartnern definiert.

1.1 Der erste Eindruck

Der Kunde geht an den Apothekenschaufenstern vorbei und öffnet die Tür. Er tritt ein und erhält eine riesige Menge an optischen Eindrücken: Freiwahlartikel, wie Nahrungsergänzungsmittel, Kosmetik, Zahnpflegeprodukte, vielleicht Gondeln und Drehständer, Hinweise auf Sonderangebote, und hunderte von bunten Arzneimittelpackungen in der Sichtwahl. In diesem übergroßen Angebot sucht er den Menschen, der jetzt für ihn zuständig ist. Da steht glücklicherweise Frau Althaas hinter dem HV-Tisch. Frau Althaas war gerade dabei, die Sichtwahl aufzufüllen. Beim Öffnen der Tür hat sie die Packungen sofort aus der Hand gelegt und sich dem eintretenden Kunden zugewandt. Sie lächelt ihn an und grüßt: „Guten Morgen, Herr Schmidt!" Der Kunde lächelt zurück: „Guten Morgen! Sie scheinen ja gerade auf mich zu warten!"

In den ersten drei Sekunden des Kontakts entscheidet der Kunde, ob ihm die Apotheke und vor allem sein Gegenüber sympathisch ist oder nicht. Gerade der erste Eindruck kommt nicht durch ausgewogene Überlegung zustande, sondern durch ein Gefühl. Man begegnet jemandem zum ersten Mal und man entscheidet: *„Der ist nett!"* oder *„Der ist mir nicht geheuer!"* und *„Hier bin ich gerne!"* oder *„Hier gefällt es mir nicht so gut!"* Diese unbewusste Einschätzung anderer Personen und Orte kann das Gespräch folgenreich beeinflussen.

**Für den ersten Eindruck gibt es
keine zweite Chance!**

Die Apotheke. Die Apotheke in der äußeren Ansicht, die Dekoration der Schaufenster, die Offizin mit seiner Einrichtung und Gestaltung, das sichtbare Warensortiment, die Präsentation von Sonderangeboten - alles das ergibt ein Gesamtbild der Apotheke. Die für die Kunden sichtbaren Apothekenräume sind im günstigsten Fall so, dass sich alle Mitarbeiter darin heimisch fühlen. Dieses Gefühl überträgt sich auf die Kunden, die sich ebenfalls wohl fühlen, ohne dass sie erklären könnten, woran das liegt.

Die Apothekenmitarbeiter. Wichtig für den Gesamteindruck ist das Auftreten der Apothekenmitarbeiter. Freundlichkeit, Höflichkeit, Einsatzbereitschaft und auch gute Laune sind Eigenschaften, die nicht nur im direkten Umgang der Mitarbeiter mit den Kunden zählen. Die Kunden sehen ihren Apothekenmitarbeiter auch auf der Straße oder durch das Schaufenster hindurch im Kontakt zu anderen Menschen, z.B. zu Kollegen - diese Wahrnehmungen haben einen Einfluss auf das Gesamtbild der Person und schließlich auch auf das Bild von der Apotheke.

In der Apotheke ist die allgemeine Stimmung und der Umgangston der Apothekenmitarbeiter untereinander von großer Bedeutung. Ein beiläufig gestöhntes *„Wer hat denn das schon wieder hier herum liegen lassen?!"* oder *„Wie oft habe ich dir schon gesagt, dass du die Freiwahl auffüllen sollst!"* ergeben den Eindruck, dass die Angestellten sich nicht gut verstehen. Nun kann es dem Kunden zwar egal sein, ob sich die Mitarbeiter in seiner Abwesenheit streiten oder nicht - ist es aber nicht. Der Kunde unterscheidet nicht immer zwischen den einzelnen Apothekenmitarbeitern, sondern das Verhalten eines einzelnen und auch der Umgangston untereinander fällt auf den Ruf der ganzen Apotheke zurück.

Frau Neuling versteht sich mit Frau Althaas sehr gut. Gerade eben hat sie angefangen, ihrer Kollegin vom Wochenende zu erzählen: „Weil ich den Bus verpasst hatte, bin ich gelaufen. In allerletzter Minute, es war wirklich eine Minute vor halb acht, kam ich schließlich am Kino an, und ...", und da geht die Tür auf, und ein Kunde kommt herein. Frau Neuling fährt mit gedämpfter Stimme schnell fort: „.... und da steht noch der Markus vor der Tür - der hatte tatsächlich auf mich gewartet. Und der Film war auch klasse. Du weißt ja, der spielt in New York..."

In der Zwischenzeit ist der Kunde längst am HV-Tisch angekommen und sieht zwischen Frau Althaas und Frau Neuling hin und her, ob sie denn wohl bald mit ihren Privatgesprächen aufhören werden.

Es ist zwar schön, wenn sich die Kollegen gut verstehen. Aber Privatgespräche sollten tatsächlich sofort abgebrochen werden, wenn ein Kunde die Apotheke betritt. Denn der gute erste Eindruck wäre für den Kunden gestört, wenn die Mitarbeiter ihn nicht sofort begrüßen, sondern zunächst noch eine Geschichte erzählen. Selbst Dienstgespräche können meistens auf eine kundenfreie Zeit verschoben werden.

Lässt sich ein Gespräch nicht verschieben, so ist es dennoch für die Begrüßung zu unterbrechen.

„Guten Morgen!" sagt Frau Althaas, als der Kunde die Apotheke betritt. Frau Neuling beendet schnell und leise ihren Satz, während Frau Althaas mit dem Kunden Blickkontakt hält und ihm dabei schon einen Schritt entgegenkommt. Nachdem Frau Neuling ihren Satz beendet hat, antwortet

Frau Althaas ihr mit einem kurzen Satz und geht dann sofort auf den
Kunden zu: „So, bitte schön. Jetzt bin ich für Sie da."

Wenn das Kundengespräch dann aufgenommen wird, braucht sich der Apothekenmitarbeiter nicht zu entschuldigen, aber er sollte dem Kunden in dem Moment wirklich ungeteilte Aufmerksamkeit zukommen lassen. Es ist unhöflich, noch in den Pausen des Kundengesprächs mit dem Privaten fortzufahren.

Nicht viel anders ist es, wenn Frau Neuling und Frau Althaas sich unterhalten, während Herr Dr. Nettmann einen Kunden bedient. Eine solche Unterhaltung darf das Kundengespräch nicht stören. Um nicht zu stören, muss die private Unterhaltung auf jeden Fall leiser geführt werden als das Verkaufsgespräch nebenan.

1.2 Die Körpersprache

Der erste Eindruck entsteht vor allem durch optische Signale, sei es die Einrichtung der Apotheke oder das Aussehen, d.h. die Kleidung und das Verhalten der Apothekenmitarbeiter. Es ist wichtig, dass man sich klarmacht, dass zu dem Zeitpunkt der ersten Begegnung kaum ein Wort fällt. Ein fröhliches *„Guten Morgen!"* gehört natürlich dazu und in einigen Fällen auch der Name des Kunden, aber die Hauptnachricht wird über die Körpersprache vermittelt. Sie wird meist unbewusst als Gesamtbild aufgenommen, bewertet und verstanden. Mit Hilfe der non-verbalen Kommunikation drücken wir unsere Grundhaltung unserem Gesprächspartner gegenüber aus. Wir halten uns zurück oder gehen auf den anderen zu. Wir zeigen, ob wir gutgelaunt sind und uns das Leben Spaß macht oder ob wir griesgrämig glauben, die ganze Welt sei gegen uns. Wir sind freundlich oder reserviert. Wir mögen unser Gegenüber oder wir lehnen es ab.

Während eines Gesprächs begleitet die Körpersprache unsere Worte. Dabei kann die non-verbale Kommunikation die verbale unterstützen und verstärken oder auch abschwächen und in Frage stellen. Die non-verbale Kommunikation interpretiert die eigenen Worte. Beim Entstehen des ersten Eindrucks bei der Begrüßung ist tatsächlich die Körpersprache das wichtigste Mittel zur Kommunikation.

Die Botschaft. Die Grundhaltung, die durch die Körpersprache im guten Kundengespräch ausgedrückt wird, ist die freundliche Zuwendung. Der Kunde soll sich wohl fühlen. Wir können ihm signalisieren: *„Ich bin für Sie da, ich höre Ihnen zu."* Non-verbal schaffen wir ein Klima der gegenseitigen Sympathie und des Vertrauens - die wichtigste Gesprächsgrundlage überhaupt. Diese Grundhaltung findet sich natürlich nicht nur zur Begrüßung, sondern im Verlauf des gesamten Gesprächs.

Mimik. Die Mimik entscheidet das Gesamtbild. Jemandem mit hängenden Mundwinkel und halb verhängten Augen sehen wir an, dass er keine Lust hat zu einem Gespräch. Welche Botschaft sendet er aus? Über sich selbst sagt er: *„Ich bin mies drauf, mir geht es heute gar nicht gut!"* und über die Beziehung: *„Bleiben Sie mir lieber vom Leib, ich kann mich selbst nicht ausstehen!"*

Ein Mensch mit gereiztem Blick und leicht angekrauster Nase macht nicht den Eindruck, er wäre gerne für den anderen da. Seine Selbstaussage lautet: *„Ich bin genervt, weil ich hier völlig überlastet bin!"* und seine Beziehungsbotschaft heißt: *„Lassen Sie mich in Ruhe, ich habe so viel anderes zu tun!"*

Auch wenn es so ist, dürfen wir uns das nicht anmerken lassen. Denn der Kunde ist der wichtigste Mensch in den Apothekenräumen. Er ist der Sinn und Zweck unserer Arbeit, keine lästige Unterbrechung. Wir dürfen nicht vergessen, dass die Apotheke ohne den Kunden nicht bestehen würde.

Freundliche Mimik - was ist das nun? Genau: Lächeln, lächeln, lächeln! Ein freundliches Lächeln sendet die Botschaft: *„Ich bin gut gelaunt und habe Spaß an meiner Arbeit!"* und *„Ich freue mich, Sie zu sehen. Ich bin Ihnen wohlgesonnen!"*

Die Begrüßung ist für das Verkaufsgespräch ein entscheidender Punkt. Der erste Eindruck sollte sein: *„Was sind doch diese Leute in der Sonnenschein-Apotheke freundlich. Sie helfen mir immer gern. Hier fühle ich mich richtig wohl!"*

Frau Neuling versucht mit bösem Blick, ein Rezept zu bedrucken - man ahnt es schon: es klappt nicht so wie gewünscht. Da kommt Herr Muff zur Tür herein. Frau Neuling versucht noch einmal, das Rezept in den Drucker zu schieben, es klappt wieder nicht, schließlich gibt sie es erst mal genervt auf: Na, dann nicht, dann bediene ich erst mal den Kunden, denkt sie, sieht hoch: „Guten Morgen, bitte schön?" fragt sie Herrn Muff in einem Ton, der zu verstehen gibt, dass er jetzt doch eigentlich ein bisschen stört.

Herr Muff mag Frau Neuling nicht so recht leiden. Das kann man verstehen, oder? Frau Neuling wundert sich darüber, dabei hat sie selbst Herrn Muff die Botschaft gesendet: *„Ich bin von meiner Arbeit überfordert, und Sie kommen jetzt völlig ungelegen!"*

Auch Frau Althaas scheitert daran, das Rezept zu bedrucken, als die Tür aufgeht und Herr Muff hereinkommt. Sie hält das Rezept noch in der Hand, sieht aber sofort auf und lächelt Herrn Muff an: „Guten Morgen! Einen kleinen Moment bitte!" Sie schiebt das Rezept noch einmal in den Drucker, es funktioniert nicht. „Ach, das muß jetzt eben warten", lächelnd wendet sie sich Herrn Muff zu. „Bitte schön?"

Schon viel besser oder? Frau Althaas gibt Herrn Muff zu verstehen: *„Es ist viel zu tun, und es gibt viele Schwierigkeiten hinter dem HV-Tisch, von* *denen Sie gar nichts ahnen, aber Sie als Kunde sind mir doch am wichtigsten!"*

Lächeln - Schafft eine freundliche Atmosphäre

- Schafft Sympathie

- Schafft Vertrauen

- Überträgt eine positive Stimmung

Mangelnde Sympathie. Was ist, wenn ich den Kunden nicht ausstehen kann? Lächeln! Damit das leichter fällt, kann man sich dazu bringen, etwas Positives an ihm zu sehen, zum Beispiel die schöne Farbe seines Mantels. Nur wenn ich wirklich etwas Positives denke, kann ich ehrlich lächeln. Und Ehrlichkeit ist wichtig, denn sonst erstarrt das Lächeln zu einer Maske. Schön wäre es, aber es ist leider nicht immer möglich, den Kunden sympathisch zu finden. Denken Sie daran, es kommt nicht darauf an, eine andauernde Freundschaft mit dem Kunden aufzubauen, sondern einzig und allein ein freundliches Beratungsgespräch abzuhalten. Der Kunde soll sich in der Apotheke wohl fühlen. Wenn er sich wirklich wohl fühlt, erscheint er uns beim nächsten Mal vielleicht sogar netter?

Schlechte Laune. Was mache ich, wenn ich schlecht gelaunt bin? Antwort: Lächeln, natürlich! Was kann denn der Kunde dafür, dass gestern die Heizung bei Ihnen in der Wohnung ausgefallen ist? Was kann denn der Kunde dafür, dass Sie Ärger mit Ihrem Vermieter, Ihrem Chef, Ihrem Freund haben? Oder dass Ihnen eine Laus über die Leber gelaufen ist. Seien Sie freundlich, dann bekommen Sie auch meistens eine freundliche Antwort und schon fühlen auch Sie sich besser. Das ist eine bekannte Umkehrung eines Teufelskreis:

Lächle, sei freundlich, dann sind alle anderen auch nett zu dir, und schon hast du einen Grund, dich zu freuen und zu lächeln.

Blickkontakt. *Auch Herr Dr. Nettmann kämpft mit dem Bedrucken des Rezepts. Die Tür geht auf: Herr Muff kommt herein. „Guten Morgen, einen kleinen Moment bitte", sagt Herr Dr. Nettmann sofort freundlich, sieht aber nicht von seiner Arbeit auf, sondern schiebt dabei das Rezept in den Drucker. Herr Muff ist irritiert: Meint er ihn oder spricht er mit sich selbst?*

Ohne Blickkontakt ist die Verbindung zwischen den Gesprächspartnern nicht hergestellt. Herr Muff fühlt sich nicht so recht angesprochen. Herr Dr. Nettmanns verbale Botschaft sagt zwar aus: *„Ich bin für Sie da!"*, aber seine non-verbale widerspricht dem: *„Ich bin im Moment vor allem für diesen Drucker da."* Genauso ist es, wenn zwar zum Gruß zum eintretenden Kunden aufgeschaut wird, dann aber sofort der Blick gesenkt, um ein Rezept zu Ende zu bearbeiten.

Es ist viel zu tun. Die Kunden kommen und gehen. Gerade eben ist die Offizin wieder leer, und Frau Neuling und Herr Dr. Nettmann nutzen die Gelegenheit, um ihre Rezepte zu bedrucken und die Kundenwünsche zu bestellen. Der nächste Kunde kommt schon zur Tür herein. Beide schauen auf, lächeln, sagen freundlich: „Guten Morgen!" Dann senken sich ihre Blicke wieder auf den HV-Tisch. Der Kunde steht mitten im Raum, sieht immer hin und her, mal zu Frau Neuling, mal zu Herrn Dr. Nettmann, um abzupassen, wer denn wohl schneller fertig ist und Zeit für ihn hat.

Der Kunde hat einen schlechten ersten Eindruck. Er wird sich nicht lange zu einem zusätzlichen Beratungsgespräch aufhalten, sondern schnell die Apotheke wieder verlasen. Denn er hat die Botschaft erhalten: *„Wir sind sehr beschäftigt. Wir haben für Sie im Moment keine Zeit."*
Ja, aber was soll man denn machen? Ich höre einen Aufschrei unter den Kollegen. Ich kann doch nicht immer alles stehen und liegen lassen und mich gleich dem nächsten zuwenden. Dann schaffe ich es nicht, alles korrekt und in der nötigen Zeit aufzuarbeiten. Und dadurch verärgere ich dann die Kunden, denen ich versprochen habe, irgend etwas zu besorgen.

Frau Althaas macht es anders. Auch sie unterbricht nur kurz ihre Arbeit für ein freundliches „Guten Morgen!", aber als der Kunde stehen bleibt, blickt sie wieder kurz auf, lächelt ihn an und sagt: „Einen kleinen Moment bitte noch - ich bin gleich für Sie da." Und schon kommt der Kunde noch einen Schritt näher heran und wartet geduldig.

Beim ersten Blick zur Begrüßung erfolgt die Kontaktaufnahme. Sobald der Blick abgewendet wird, bricht auch die Verbindung wieder ab. Sie muss dadurch gefestigt werden, dass man hin und wieder aufblickt.
Der Blickkontakt ist sozusagen die Brücke zum Kunden. Auch während des Gesprächs ist der Blick für eine Verständigung nötig. Hier ist es üblich, zwischen Hinsehen und den Blick Abwenden zu wechseln. Manche haben Angst, aufdringlich zu wirken, wenn sie den anderen anstarren. So ist es aber nicht, im Gegenteil: die meisten Kunden werden positiv darauf reagieren, denn der Blick ist ein Zeichen von hoher Aufmerksamkeit. Es entsteht ein enger Kontakt dadurch, dass man jede Reaktion des Gesprächspartners wahrnehmen kann, weil man ihn genau beobachtet. Wer Schwierigkeiten hat, den Blickkontakt zu halten, kann es im Verlauf eines jeden Gesprächs üben. Wahrscheinlich wird er überrascht sein, welche Reaktion er darauf erhält.

Während der Gesprächspartner spricht, sollte man seinen Blick suchen und ihn beobachten, auch wenn der andere seine Augen immer wieder abwenden wird. Umgekehrt ist es so: wenn man selbst spricht, wird man immer wieder den Blick abwenden, nämlich wenn man die passende Formulierung sucht, wenn man nachdenkt, wenn man sich konzentriert. Zu Beginn und zum Ende des Satzes wird der Blick wieder zum Kunden zurückkehren. Bei wichtigen Sätze sollte man Blickkontakt halten, denn dadurch gewinnt das Gesagte an Bedeutung für den Kunden; der Kunde wird es leichter behalten.

Der Blickkontakt
- Ist eine Brücke zum Kunden

- Strahlt Sicherheit aus

- Schafft eine Vertrauensbasis

- Unterstreicht wichtige Äußerungen

- Ermöglicht ein Erkennen der Reaktion des Gesprächspartners (Feedback)

Während Herr Muff seine Einschlafprobleme schildert, hält Frau Althaas die ganze Zeit ihren Blick auf den Kunden gerichtet. Sie sieht, dass er seinen Blick immer wieder schnell abwendet, dass er an ihr vorbeischaut, dann wieder versucht ihr in die Augen zu sehen, aber seinen Blick wieder abwendet. Seine Stimme, so hört Frau Althaas, ist leise, er spricht undeutlich, als wollte er vielleicht gar nicht, dass sie etwas von dem versteht, was er sagt. Als er seinen Wunsch beendet hat und sie auf eine Antwort wartend anschaut, läuft sie nicht gleich los, um die gewünschten Schlaftabletten zu holen, sondern fragt Herrn Muff: „Haben Sie diese Probleme schon seit längerem oder treten sie das erste Mal auf?" Herr Muff seufzt: „Ach, ja, das ist mir nicht mehr neu." Dabei druckst er wieder herum, hält immer noch dem Blick von Frau Althaas nicht stand, während Frau Althaas ihn freundlich ansieht. „Na, dann haben Sie doch sicherlich auch schon mal etwas dagegen eingenommen. Können Sie mir sagen, was Sie bis jetzt genommen haben?" „Nein", antwortet Herr Muff, „ich habe die alte Packung weggeworfen. Sie hat mir damals Ihr Chef gegeben, Herr Dr. Nettmann." Dabei schaut er Frau Althaas zum ersten Mal in die Augen und sieht dann hinter sie in die Offizin, als ob er jemanden suchte. „Herr Dr. Nettmann hat Ihnen damals gut geholfen. Dann würden Sie ihn sicher diesmal wieder gern um Rat fragen?", fragt Frau Althaas. Und hier lächelt Herr Muff zum ersten Mal:

„Ja, das würde ich gerne." Frau Althaas schaut bedauernd: „Das tut mir leid, aber er ist im Moment nicht hier. Vielleicht kann ich Ihnen etwas empfehlen?" Herr Muff überlegt kurz, stimmt dann aber zu. Frau Althaas empfiehlt ihm gewisse Schlaftabletten, erklärt, warum gerade die für ihn gut sind, und als Herr Muff sie schließlich kauft, verlässt er diesmal zufrieden die Apotheke.

Herr Muff fühlt sich wohl. Durch ihren sicheren Blick schafft Frau Althaas eine Vertrauensbasis bei Herrn Muff. Herr Muff versteht von Frau Althaas: *„Ich möchte Sie verstehen. Ich möchte wissen, was in Ihnen vorgeht! Ich habe keine Angst vor Ihrer Muffeligkeit. Ich bin mir sicher, dass ich Ihnen nur Gutes will."* Sie strahlt Sicherheit aus und zeigt, dass sie die Situation im Griff hat.

Der Blick während der Argumentation zeigt, dass Frau Althaas von ihrer Aussage überzeugt ist. Herr Muff fühlt sich verstanden und respektiert. Schließlich erkennt Frau Althaas auch seine Unsicherheit, ihr seine Schlafprobleme zu offenbaren, und seinen unausgesprochenen Wunsch, lieber vom Chef bedient zu werden.

Körperhaltung. Die Körperhaltung drückt die Einstellung des Sprechenden gegenüber dem Gesprächspartner aus. Eine besonders lässige, schlaksige Haltung zeigt nicht nur, dass der dazugehörige Mensch „lässig" ist, im Sinne von unkompliziert, sondern manchmal versteht der Kunde: *„Du bist es mir nicht wert, dass ich mich zusammenreiße. Du bist nicht so wichtig, dass ich meine bequeme Haltung aufgebe."*

Wie wir auch immer stehen: die Haltung gegenüber dem Kunden sollte offen sein. Wir wenden uns dem Kunden zu. Die Botschaft lautet: *„Ich bin ganz für Sie da! Ich bin empfangsbereit."* Wir werden nicht während des Kundengesprächs das Sichtwahlregal einräumen. Wir werden uns nicht zur Seite wegdrehen und über die Schulter mit unserem Kunden sprechen. Wir sprechen nicht in die Schublade unter dem HV-Tisch.

Stellen wir uns vor einen Spiegel: Wir stehen unverkrampft in Gedanken vor dem Kunden, in Wirklichkeit vor unserem Spiegelbild. Ein Bein ist entlastet, das bedeutet, das Becken ist gekippt und damit auch die Schultern leicht schräg. Beobachten wir uns: auch der Kopf wird leicht schief gehalten. (Lächeln nicht vergessen!) Das ist die Grundhaltung „freundlicher Vermittler": *„Bitte schön, was kann ich für Sie tun?"* Diese Haltung wirkt natürlich, freundlich, aufgeschlossen.

In dieser Haltung wird bei der Begrüßung Kontakt aufgenommen, werden erste Fragen gestellt, wird zugehört, werden gute Wünsche mit auf den Heimweg geschickt.

Frau Neuling steht an der Kasse mit leicht schief gelegtem Kopf und sagt mit einer hohen freundlichen Stimme: „Macht bitte 52,19 DM." Als Antwort bekommt sie von Herrn Brumm ein unwilliges: „Müssen Sie jetzt schon um Ihr Geld betteln?"

Körperhaltung "freundlicher Vermittler"	Körperhaltung "starker Führer"
Zur Herstellung der positiven Grundhaltung	Zur Überzeugung, bei sachlichen Fragen, beim Kassieren
Ein Bein belastet Körper leicht schräg Kopf schief Lächeln	Beide Beine belastet Gerade Haltung Kopf aufrecht Sachlicher Blick

Die freundliche Vermittlerhaltung ist beim Kassieren fehl am Platz. Hier muss die dominierende Führerhaltung her. Wie sieht die aus? Wir stehen noch vor dem Spiegel? Beide Beine belasten, gerade stehen. Wir machen uns groß. Der Kopf wird aufrecht gehalten. Das Lächeln ist verschwunden. Sachlich, neutral oder ernst blicken.

Diese Haltung wird auch meistens unbemerkt eingenommen, wenn man sachlich argumentiert. Es verleiht den Argumenten stärkere Überzeugungskraft. Es ist nämlich nicht freundlich, gute Argumente für ein Produkt zu bringen, sondern eine Frage der Sachlichkeit. Hier muss die Stärke der Argumente sich in der Haltung widerspiegeln.

Frau Althaas hat von Herrn Brumm ein Rezept auf den Tisch gelegt bekommen. „Vielen Dank!", sagt Frau Althaas freundlich und hat dabei den Kopf etwas zur Seite geneigt. „Einen kleinen Moment, bitte, ich hole Ihnen Ihr Medikament", dann dreht sie sich um und verschwindet zwischen den Arzneimittelschüben. Sie kommt zurück: „Hier, bitte schön, Herr Brumm, Herr Doktor Großegern hat Ihnen ein Antibiotikum verschrieben. Hat er Ihnen etwas dazu gesagt, wie sie es nehmen sollen?" „Ja, ja," brummelt Herr Brumm. „Das ist gut. Er hat es auch noch mal auf das Rezept geschrieben: heute Abend noch zwei Tabletten, ab morgen dreimal täglich eine Tablette vor den Mahlzeiten." Das alles sagt Frau Althaas in der freundlichen Vermittlerhaltung. Darauf macht sie eine Pause und schaut Herrn Brumm fragend an, denn er scheint nicht einverstanden zu sein: „Taugen die Tabletten denn überhaupt etwas?" Jetzt richtet sich Frau Althaas auf, stellt auch den Kopf gerade, sieht Herrn Brumm in die Augen und sagt mit fester Stimme: „Wenn der Arzt entschieden hat, dass Sie ein Antibiotikum brauchen, ist es auch notwendig, es zu nehmen. Das Mittel wird Ihnen helfen, schnell und stark wirksam gegen die Entzündung in Ihrem Körper anzukämpfen. Wenn Sie dieses Mittel regelmäßig so einnehmen, wie wir es gerade besprochen haben, werden Sie in wenigen Tagen Ihre starken Beschwerden los sein. Wenn nicht, müssen Sie drin-

gend wieder zum Arzt." Frau Althaas hat eindringlich auf Herrn Brumm eingeredet. *Die Worte „schnell und stark wirksam" und „dringend" hat sie betont, indem sie die Stimme angehoben und ihre Augenbrauen hochgezogen hat. Herr Brumm räuspert sich nun und antwortet kleinlaut: „Ja, so etwas hat der Arzt auch schon gesagt." „Ja, das kann man auch gar nicht oft genug sagen", sagt da Frau Althaas und kehrt dann wieder in ihre freundliche Vermittlerhaltung zurück: „Kann ich Ihnen sonst noch Fragen beantworten?" Nein, Herr Brumm ist überzeugt. Er bezahlt und verlässt die Apotheke mit einem ehrfurchtsvollen Blick auf die Arzneimittelschachtel.*

Auch die Körperhaltung vermittelt dem Kunden die Botschaft der Zuwendung. Das bedeutet ganz konkret: Der Apothekenmitarbeiter ist dem Kunden auch tatsächlich zugewandt. Das versteht sich nicht von selbst.

Ein Kunde reicht Frau Neuling ein Rezept. Sie nimmt es und im Umdrehen und Weggehen sagt sie über die Schulter: „Moment, ich hole es Ihnen!"

Frau Neuling ist nicht dem Kunden, sondern seinem Rezept zugewandt. Es macht den Eindruck, als sei dieses Stück Papier wichtiger als der Mensch, dem es gehört.

Ein anderer Kunde bittet Frau Neuling um ein bekanntes Kopfschmerzmittel. Noch bevor er seinen Satz beendet, hat sich Frau Neuling umgedreht und hinter sich in die Sichtwahl gegriffen. Dabei hat sie dem Kunden den Rücken zugekehrt und scheint nicht daran interessiert zu sein, was er ihr noch sagen will.

Hier scheint Frau Neuling sich nicht wirklich für den Kunden zu interessieren, sondern ihn nur so schnell wie möglich abfertigen zu wollen. Sie wendet sich nicht dem Kunden zu, sondern scheint nur den Verkauf so schnell wie möglich zum Abschluss bringen zu wollen. Eine Zuwendung bedeutet, sich mit dem ganzen Körper zum Kunden hinzudrehen, bis der Kunde zumindest ausgesprochen hat.

Auch Frau Althaas nimmt das Rezept: „Danke schön!", sieht es sich kurz an, schaut dann hoch zum Kunden, ohne sich schon abzuwenden: „Ja, einen kleinen Moment, bitte, ich hole Ihnen Ihre Medikamente!" Danach erst dreht sie sich zum Gehen.

Auf die Frage nach einem Kopfschmerzmittel fragt Frau Althaas zurück: „Haben Sie einen speziellen Wunsch oder darf ich Ihnen etwas empfehlen?" „Ja", antwortet der Kunde, „ich lass mir gerne etwas empfehlen." „Ja, gut", sagt Frau Althaas und nickt ihm kurz zu, dreht sich um, greift die Schmerztabletten und legt sie dem Kunden auf den Tisch und wendet sich ihm wieder zu, „hier habe ich ein bewährtes Mittel. Es enthält nur einen Wirkstoff und der ist sehr gut verträglich."

Stimme. Durch die Veränderung der Stimmhöhe verändert sich auch der Charakter des Sprechinhalts.

Hohe Stimmlagen wirken freundlich, lieb, entgegenkommend, während tiefe Stimmlagen ernster, sachlicher und überzeugender wirken. Wir haben es im vorherigen Beispiel schon bei Frau Neuling und bei Frau Althaas gehört: Die freundliche hohe Stimme gehört zu der „Vermittlerhaltung", die tiefere, ernstere Stimme gehört zu der Körperhaltung „Führer".

Modulieren Sie die Stimmhöhe während eines Satzes. Heben Sie bei Fragen am Satzende Ihre Stimme an, bei Aussagesätzen senken Sie sie deutlich ab. Eine monotone Sprechmelodie wirkt gelangweilt und desinteressiert.

Sprechen Sie deutlich und nicht so schnell, sonst gehen wertvolle Informationen schnell verloren.

Stimme	- Hohe Stimme : Vermittler
	- Tiefe Stimme: Führer
	- Stimmhöhe im Satz modulieren
	- Deutlich und langsam sprechen

Weitere körpersprachliche Aussagen. Mit den erwähnten Beispielen der non-verbalen Kommunikation ist natürlich nur ein winziger Teil aller Verhaltensmöglichkeiten angesprochen. Es gibt unzählige mimische und gestische Elemente, die alle unsere verbale Botschaft beeinflussen.

Diese Mittel setzt jeder während eines Gesprächs ein, mal mehr, mal weniger, je nach Thema und persönlichen Vorlieben. Die Apotheke ist kein Vortragssaal und der HV-Tisch kein Rednerpult. Das heftige Gestikulieren passt schlecht zu einer sachlichen Beratung.

Wir können die Körpersprache also bewusst einsetzen, um unsere verbalen Aussagen zu unterstützen. Wenn ich freundlich bin, werde ich lächeln. Wenn ich den anderen überzeugen möchte, werde ich sicher auftreten und ernst und sachlich sprechen.

Umgekehrt gilt allerdings nicht, dass jeder, der lächelt, freundlich ist. Und nicht jeder, der unsicher spricht, ist inkompetent. Bei der Interpretation der Gesten anderer kann man sich nicht an Listen halten, die zuordnen, welche Geste was aussagt. Nach einer solchen Liste gilt zum Beispiel „Stirnrunzeln = Entrüstung" oder „die Augenbrauen heben = Ungläubigkeit, Arroganz". So einfach ist die Zuordnung nicht. Vielleicht runzelt der eine die Stirn, weil er müde ist, und der andere hebt die Augenbrauen, weil er einen Bekannten durch das Schaufenster hindurch erkannt hat. Eine Geste kann nur im sprachlichen und sozialen Zusammenhang gewertet werden. Interpretiert man die Körpersprache des Gesprächspartners gefühlsmäßig, ist man meist auf dem richtigen Weg.

1.3 Die Beziehungsdefinition

Schon mit dem Blick und der Zuwendung wird ein Kontakt aufgenommen, aber erst durch die Grußworte wird die Beziehung hergestellt. Die Begrüßung lässt sich nur wenig variieren. Neben *„Guten Morgen!"*, *„Guten Tag!"* und *„Guten Abend!"* finden sich noch je nach Landstrich *„Grüß Gott!"*, *„Grüezi!"*, *„Moin, moin!"* oder *„Mahlzeit!"*, manchmal auch *„Hallo!"* oder *„Hi!"*. Schon bei der Abwägung zwischen der eher förmlichen und der kameradschaftlichen Begrüßung wird die Beziehung charakterisiert. Der Sprecher entscheidet sich für einen distanzierten oder einen weniger distanzierten Kontakt. Hier können Schwierigkeiten entstehen, wenn der Angesprochene nicht mit der Definition der Beziehung übereinstimmt.

Eine junge Frau betritt die Apotheke. Sie sieht sich erst mit einem kurzen Blick in der Freiwahl um und kommt dann an den HV-Tisch. Frau Neuling begrüßt sie mit einem freundlichen: „Hallo? Na, nichts gefunden?" Die Kundin sieht sie irritiert an. Sie antwortet förmlich: „Guten Tag! Geben Sie mir aus der Kosmetikserie die Nachtcreme für die reife Haut!"

Vielleicht hat Frau Neuling sich völlig im Alter verschätzt? Vielleicht ist diese Frau es gewohnt, anders behandelt zu werden? Vielleicht kommt sie aus einer Berufsbranche, in der ein sehr förmlicher Stil selbstverständlich ist? Wir wissen es nicht, aber aus der Reaktion der Kundin geht hervor, dass sie nicht kumpelhaft mit *„Hallo, Sportsfreund!"* begrüßt werden will. Frau Neuling hat die Beziehung falsch eingeschätzt. Die Kundin kann diese Beziehungsdefinition nicht bestätigen, sondern weist sie zurück.

Den alten Herrn Unbill begrüßt Frau Neuling überaus freundlich mit einem klingenden: „Guten Morgen!" Herr Unbill sieht Frau Neuling kritisch an und antwortet nicht. Wortlos schiebt er sein Rezept über den Tisch.

Auch Herr Unbill weist Frau Neulings Beziehungsdefinition scharf zurück. Er will keine freundliche, fröhliche Atmosphäre um sich herum, sondern er will ernste Gesichter. Denn Herrn Unbill geht es schlecht, und das sollen alle sehen. Nun kann man auf nörgelnde unzufriedene Kunden nicht genauso nörgelig zugehen, aber statt des überaus freundlich geflöteten *„Guten Morgen!"* hätte Frau Neuling einen sachlichen, aber höflichen Ton anschlagen können.

Frau Neuling begrüßt Herrn Anbieder. Herr Anbieder ist ein langjähriger Stammkunde der Sonnenschein-Apotheke. Er kommt jeden Tag herein, braucht mal dies, mal das, und manchmal möchte er nur einen kleinen Plausch halten. Frau Neuling begrüßt ihn freundlich, aber distanziert mit einem einfachen: „Guten Morgen!" Herr Anbieder kommt mit geöffneten Armen strahlend auf sie zu: „Hallo, Fräulein Neuling!" Dann blickt er besorgt: „Was sehen sie heute aber blass aus, Fräulein Neuling? Ist Ihnen nicht gut? Haben Sie auch genug gefrühstückt?"

Hier ist Frau Neuling an der Reihe zu denken: *„Wie redet der eigentlich mit mir?"* Und wenn Herr Anbieder Frau Neuling beobachtet, wird er sehen, dass sie zurückweicht, kaum ein Wort herausbringt und kurz angebunden auf seine heutigen Wünsche eingeht.

Freundlich, aber höflich und distanziert begrüßen sich Frau Neuling und Frau Peinlich. „Guten Morgen! Bitte schön?" fragt Frau Neuling. Frau Peinlich antwortet: „Ich hätte gern eine Hämorrhoidensalbe. Können Sie mir da etwas empfehlen?" „Ja, gern", antwortet Frau Neuling. „Was haben Sie denn für Probleme? Benötigen Sie etwas gegen Juckreiz oder gegen Schmerzen? Und wie sieht es aus mit Schwierigkeiten beim Stuhlgang?" Frau Peinlich schaut irritiert. „Ich meine, haben Sie vielleicht eher einen harten Stuhlgang? Dann wäre es hilfreich für Sie, etwas einzunehmen, was Ihren Stuhl weich macht." Frau Peinlich ist entsetzt: „Was geht Sie das an?"

Fremde Menschen kommen zu uns in die Apotheke. Sie erwarten eine höfliche und freundliche Zuwendung, durch die sie Anerkennung und Wertschätzung erfahren. In dieser eher distanzierten, sachlichen Atmosphäre kommen sie manchmal mit sehr persönlichen Problemen in die Apotheke, über die sie noch nicht einmal mit Freunden reden würden. Für ein solches Gespräch ist eine gehörige Portion Fingerspitzengefühl nötig.

Leichter ist es, mit Kunden auf einer sachlichen, weniger persönlichen Ebene zu bleiben. Man kann mit zu großer Vertraulichkeit eher in ein Fettnäpfchen treten, als wenn man sich zurückhält. Gerade am Berufsanfang, aber auch wenn man neu angestellt ist, sollte man sich mit niemandem anbiedern, sondern zunächst zurückhaltend abwarten, was erwünscht ist.

Die Anrede. Der Name des Kunden ist gerade für häufige Kunden ein wichtiges Bindemittel an eine Apotheke. Durch die Nennung des Namens wird der Kunde aus der Anonymität herausgehoben und wird zu einem gleichwertigen Partner. So legen viele Stammkunden großen Wert darauf, mit Namen begrüßt zu werden. Herr Unbill gehört dazu:

Herr Unbill betritt die Apotheke. Frau Neuling begrüßt ihn freundlich, aber sachlich: „Guten Morgen!" Sie wendet sich ihm ganz zu und lächelt ihn an. Herr Unbill sieht sie skeptisch an und sieht sich dann in der Apotheke um: „Bin ich hier richtig? Ist das überhaupt meine Apotheke? Kennen Sie mich denn überhaupt?"
„Ja, natürlich kenne ich Sie, Herr Unbill. Keine Sorge, die Apotheke ist die gleiche geblieben, auch wenn wir die Regale umgestellt haben und ich als neue Mitarbeiterin dazugekommen bin." Herr Unbill scheint mit dieser Antwort halbwegs zufrieden zu sein und äußert seinen Wunsch.

Dadurch, dass Frau Neuling seinen Namen nennt, bekommt Herr Unbill tatsächlich das Gefühl, er sei bekannt. Und dieses Gefühl scheint wichtig für ihn zu sein. Aber umgekehrt gibt es auch Kunden, die keinen Wert darauf legen, bekannt zu sein. Denn bekannt zu sein, bedeutet vielleicht für sie: *„Jetzt bin ich schon so häufig krank gewesen, dass mich die Apotheker schon mit Namen kennen!"* Und diese Vorstellung behagt ihnen gar nicht. Unangenehm für jeden ist es, in jedem Satz mit Namen angesprochen zu werden:

„Bitte schön, was kann ich für Sie tun, Frau Landarzt?" - „Die Kopfschmerztabletten, Frau Landarzt? Gern, Frau Landarzt! Die Brausetabletten oder die normalen Tabletten, Frau Landarzt?" - „Hier bitte schön, Frau Landarzt! Macht 9,45 DM, Frau Landarzt!"

So albern sich solch ein Beispiel anhört - hin und wieder hört man diesen Gesprächsablauf doch. Wenn man es aber so gut meint mit der persönlichen Anrede, wird Frau Landarzt das Gefühl nicht los, dass sie nicht ganz ernst genommen wird oder dass sie für so arrogant gehalten wird, dass andere glauben, sie verlange unterwürfiges Verhalten. So oder so hat Frau Landarzt an einem solchen Gespräch wahrscheinlich keinen großen Spaß.

1.4 Die Personenwahrnehmung

In den ersten Sekunden des Kontakts, also während der Zeit der Begrüßung, entsteht der „erste Eindruck". Dazu gehört die unbewusste Wahrnehmung der gesamten Einrichtung und aller anwesenden Personen. Durch die Körpersprache und die Begrüßung zur Kontaktaufnahme entwickelt sich eine Beziehung des Kunden zum Apothekenmitarbeiter und umgekehrt. Dabei macht sich jeder ein Bild vom Gegenüber, das den weiteren Ablauf des Gesprächs entscheidend beeinflusst. In diesem Abschnitt soll es darum gehen, nach welchen Mechanismen dieses Bild entsteht.

Das Bild vom anderen. Für beide Gesprächspartner ist es wichtig zu wissen, dass das Bild, das während eines Gesprächs vom Gegenüber entsteht, nicht vom Sprecher allein abhängt, sondern vor allem davon, was der Empfänger daraus macht.

Ein Mann betritt die Apotheke. Frau Neuling mustert ihn in Sekundenschnelle: Durchschnittliche Figur, mittelgroß, Jeans, Lederjacke, kurze Haare, freundliches Gesicht. Frau Neuling denkt sich: „Oh, was für ein sympathischer Mann, den habe ich ja hier noch nie gesehen!" Und beginnt ein nettes Verkaufsgespräch.
Als der Mann wieder aus der Apotheke raus ist, fragt Frau Althaas: „Was war das denn für ein Schlägertyp? Gut, dass du gerade vorne warst. Der sah ja brutal aus. Dem möchte ich aber nicht im Dunkeln begegnen. Hast du die Tätowierung an seinem Unterarm gesehen?"

Zwei Menschen machen sich von ein und derselben Person ein völlig unterschiedliches Bild. Wie funktioniert das? Wenige Details reichen aus, um sich sozusagen eine grobe „Skizze" zu machen von der bislang unbekannten Person. Diese Skizze entspricht einem Vorurteil, das wir uns in Sekundenschnelle von einer fremden Person machen. Dadurch geraten wir in eine Erwartungshaltung, wie dieser Mensch zu sein hat. Je nach Vorurteil nehmen wir dann selektiv hauptsächlich die Eigenschaften wahr, die in unser Bild passen. Der Rest des Bildes wird in unserer Vorstellung ergänzt.

Dabei kann es passieren, dass plötzlich andere Wahrnehmungen uns überraschen: unser Bild wird umgestoßen.

Frau Neuling ist wie vor den Kopf gestoßen, als dieser Mann beim nächsten Mal sichtlich angetrunken in die Apotheke kommt und einen anderen Kunden anpöbelt. Dieser nette Mann soll ein Randalierer sein? Für einen Außenstehenden ist das hiermit eindeutig geklärt. Aber Frau Neuling versucht, ihr Bild zu retten: Wahrscheinlich hat der Mann nur ausnahmsweise etwas zu viel getrunken. Er hat vielleicht Ärger. Wenn er wüsste, wie er sich hier aufführt, wäre ihm das unendlich peinlich.

Erst als derselbe Mann jedes Mal Ärger macht und immer negativ auffällt, kann Frau Neuling ihr Bild nicht mehr aufrecht erhalten und akzeptiert die Tatsache, dass er eher ein unangenehmer Zeitgenosse ist.

Auch noch so deutliche Hinweise, dass das Bild, was wir uns gemacht haben, falsch sein muss, werden zunächst ignoriert und uminterpretiert.

Das bedeutet für unseren Umgang mit fremden Menschen: Haben wir uns einmal ein negatives Bild von einem Kunden gemacht, ist es sehr schwer, dieses Bild wieder zu ändern. Oder umgekehrt: Je positiver wir an jeden Kunden herangehen, je eher wir erwarten, dass es sich bei dem, der vor uns steht, um einen lieben netten Menschen handelt, desto wahrscheinlicher ist es, dass wir tatsächlich seine positiven Eigenschaften sehen. Dann wird es auch leicht sein, ihm freundlich zu begegnen.

So entstehen also die Bilder unserer Mitmenschen in unserem Kopf. Zwei Mechanismen führen zu einer Bildverzerrung: die Projektion und die Übertragung.

Projektion. Bestimmte innere Prozesse nehme ich an mir selbst nicht wahr, sondern entdecke sie an anderen. Meistens sind es schlechte Eigenschaften Stimmungen und Gefühle, die mir an mir nicht gefallen. Nehmen wir als Beispiel schlechte Laune.

Frau Neuling wundert sich. An manchen Tagen könnte sie es so richtig gut gebrauchen, dass die anderen nett zu ihr wären. Vor allem an solchen Tagen begegnen ihr alle Kunden mit einem muffeligen Gesicht. Nie ist mal einer dabei, der freundlich zu ihr wäre. Und alle streiten sich mit ihr, nörgeln an allem herum. Alle haben schlechte Laune! Das ist doch ungerecht!

Nicht die Kunden, sondern Frau Neuling hat die schlechte Laune. Wenn man sie fragte, würde Frau Neuling antworten, sie würde heute zwar nicht singend durch die Straßen ziehen, aber schlecht gelaunt sei sie nicht. Wirklich nicht! Nur wenn alle anderen weiter auf ihr herumhacken würden, dann würden sie es wahrscheinlich noch schaffen, ihr die Laune zu verderben. Sie nimmt ihre schlechte Laune nicht wahr, sondern projiziert sie auf die anderen.

Was empfangen die Kunden für eine Botschaft von ihr? *„Ich bin nicht so gut drauf, und keiner ist nett zu mir!"* - das ist Frau Neulings Selbstoffenbarung. Darauf reagieren die Kunden - und nicht nur die - wiederum über ihre Beziehungsaussage: *„Wir sind nicht dafür da, Sie aufzuheitern. Reißen Sie sich zusammen und lassen Sie uns damit in Ruhe!"* So kommt es zu Unzufriedenheit auf beiden Seiten.

Übertragung. Bei der Übertragung spielt sich etwas ganz Ähnliches ab. Fremde Menschen erinnern uns an Freunde, Bekannte, die Tante aus dem Harz oder an unsere Oma mütterlicherseits. Dabei übertragen wir das Bild von unseren Bekannten auf den Fremden. Dieser Prozess verläuft unbewusst. Unbewusst übertrage ich damit aber auch die Gefühle, die ich der bekannten Person gegenüber habe.

Frau Neuling begrüßt einen unbekannten Kunden. Er erinnert sie ein bisschen an ihren alten Klassenlehrer, der sie nie gut bewertet hatte, so sehr sie sich auch angestrengt hat. Der Kunde möchte einen Nieren- und Blasentee kaufen. Frau Neuling zeigt ihm unterschiedliche Tees und erklärt ihm die Unterschiede. Schließlich hat sich der Kunde für einen entschieden, aber er fragt noch einmal, ob der Tee auch wirklich hilft. Anstatt ihm noch einmal zu bestätigen: „Ja, das ist genau der Richtige für Sie!", schnappt Frau Neuling ein: „Wenn Sie mir sowieso nicht glauben, warum fragen Sie mich dann überhaupt?" Der Kunde wundert sich über ihr unfreundliches Verhalten und verläßt die Apotheke ohne Tee.

Frau Neuling verhält sich innerhalb dieser Situation nicht angemessen. Sie reagiert nicht auf den Einwand des Kunden - solche Einwände kommen schließlich in fast jedem Verkaufsgespräch vor, sondern auf ihre Vorstellung, dass dieser Kunde ihr sowieso nicht zutraut, ihn gut zu beraten. Diese Vorstellung hat sich aber nicht aus Äußerungen des Kunden heraus entwickelt, sondern durch Frau Neulings Übertragung ihrer Erinnerung an ihren alten Klassenlehrer.

Die Beziehungsaussage des Kunden lautet: *„Sie wissen mehr als ich, deshalb wende ich mich an Sie!".* Aber Frau Neuling versteht: *„Ich glaube Ihnen kein Wort, Sie haben ja doch keine Ahnung!"* Frau Neuling ist ärgerlich - der Kunde weiß nicht, warum, und fühlt sich völlig missverstanden.

Die Begrüßung

Der erste Eindruck erfolgt über die Wahrnehmung der Apotheke und sämtlicher Mitarbeiter in der Offizin. Der Kunde erspürt gefühlsmäßig die Zuwendung, dadurch dass er unsere non-verbalen Botschaften entschlüsselt. Schon bei der Begrüßung wird die Beziehung zwischen uns und dem Kunden festgelegt. In den ersten Augenblicken machen wir uns ein Bild vom anderen.

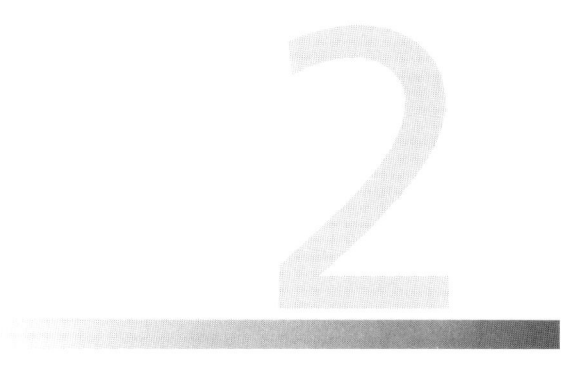

Die Eröffnung

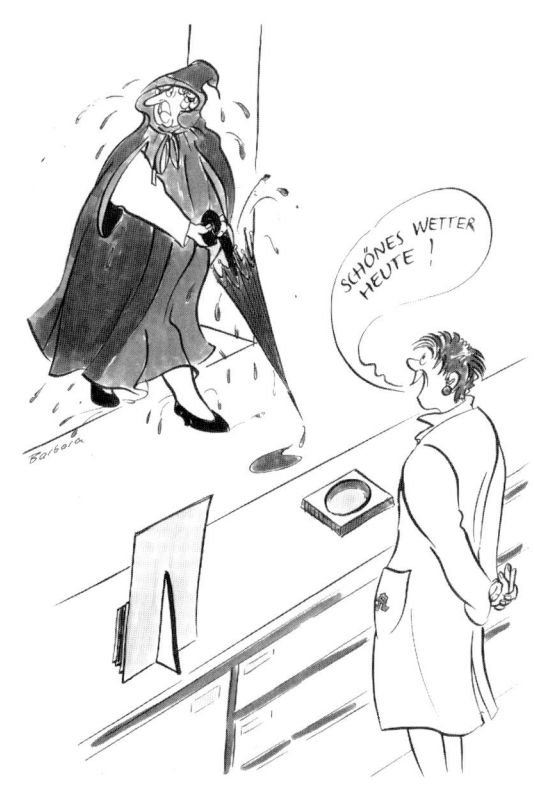

In der Eröffnungsphase des Kundengesprächs wird die Beziehung zum Kunden gefestigt und weiter ausgebaut. Erst im Anschluss daran wird der Kundenwunsch ermittelt. Die Grundhaltung ist die der Ruhe und der Zuwendung.

Frau Althaas hat Herrn Schmidt begrüßt. Herr Schmidt grüßt zurück und meint: „Sie haben wohl nur auf mich gewartet?!" Frau Althaas lächelt verschmitzt und antwortet: „So sieht es tatsächlich aus! Aber so stimmt das doch nicht ganz!" Dabei zieht die Nase kraus und wiegt ihren Kopf hin und her. Schließlich blickt sie ihn lächelnd an: „Kann ich denn etwas für Sie tun?" Herr Schmidt hat bis jetzt gelächelt, schaut dann aber ernst. „Ach, ja", sagt er und kramt in seiner Tasche, „hier habe ich ein Rezept." Frau Althaas nimmt es entgegen und schaut es sich an: „Ja, danke." Dann blickt sie wieder hoch: „Einen kleinen Moment bitte, ich hole Ihnen Ihre Medikamente."

In der Eröffnungsphase senden beide Sprecher Aussagen über ihre Person. Die Selbstaussagen des Kunden verwenden wir, um uns ein detaillierteres Bild von ihm zu machen, um ihn und seine Wünsche und Vorstellungen besser einzuschätzen. Wir lernen ihn besser kennen.

Umgekehrt macht sich auch der Kunde von uns ein Bild. Dabei gibt es für uns spezielle Schwierigkeiten, weil wir nicht als Privatpersonen hinter dem HV-Tisch stehen, sondern als Vertreter einer bestimmten Rolle „Apothekenmitarbeiter". Wir versuchen uns so darzustellen, wie es unserer Rollenerwartung entspricht.

Wir können ein Gespräch in unterschiedlichen Haltungen führen. Diese Haltungen unterscheiden sich in der Wertschätzung und der Lenkung unseres Gegenübers.

Schließlich spielen wir im Laufe eines Gesprächs im Zusammenspiel mit unserem Gegenüber verschiedene Rollen, nämlich wir spielen Kind, Eltern oder gleichberechtigter Erwachsener. Was es damit auf sich hat, erklärt die transaktionale Analyse.

2.1 Die Selbstoffenbarung des Kunden

Schon bei den ersten Worten des Kunden offenbart er sich uns, in seiner Art zu sprechen. Denn in jeder Nachricht stecken eine Vielzahl von Informationen über den Sprecher selbst: Informationen über die Grundstimmung des Sprechers (aufgeregt, ruhig, langsam und bedächtig, hastig und fahrig, aufmerksam, verträumt) über den Bildungsgrad (Wortwahl, Aussprache), über die Herkunft (Dialekt), über Einstellungen (mimische Interpretationen der Äußerungen) und noch einiges andere mehr.

Sämtliche Informationen gehen ein in das Bild, das wir uns vom Kunden machen. Sie entscheiden darüber, ob uns der Kunde sympathisch ist oder nicht. Die meisten Eigenschaften sind allerdings für die Gesprächsführung nicht entscheidend. Denn ich werde bei demselben Wunsch genau das gleiche fragen, gleichgültig woher der Kunde kommt oder welche Laune er gerade zeigt. Ich werde ihm dasselbe Arzneimittel anbieten unabhängig vom Bildungsgrad oder seiner politischen Meinung.

Allerdings gibt es Eigenschaften der Kunden, die das Vorgehen im Verkaufsgespräch beeinflussen. Der eine möchte immer das neueste Arzneimittel auf dem Markt, der andere schwört auf altbewährte Hausmittel. Einer rechnet bei jeder Packung den Preis pro Tablette nach, während bei einem anderen der Preis keine Rolle spielt. Einige Kunden stellen ihre Einstellungen ganz deutlich dar. Sehen wir z.B. Herrn König:

Frau Neuling bedient Herrn König. Herr König ist polternd in die Apotheke hineingekommen, so dass jeder ihn bemerken musste. Er hat nur ein abschätziges „Morgen!" geantwortet und angefangen seine Brieftasche zu zücken. Daraus hat er ein Privatrezept entnommen und lässig auf den HV-Tisch geworfen. Bei all dem hat er Frau Neuling fixiert. Nun hat er sich vor dem HV-Tisch aufgebaut: er stützt sich mit beiden Händen auf dem Tisch ab und lehnt sich dabei ein Stück weit über den Tisch.

Herr König sendet mit jeder Äußerung die Botschaft: *„Ich bin Privatpatient! Ich bin wichtig! Geld spielt bei mir keine Rolle!"*
Frau Neuling muss diese Botschaft verstehen, sonst fühlt sich der Kunde schlecht behandelt. Er möchte nicht die billigen Schmerztabletten von der Generikafirma, sondern „die Guten" von der Firma mit dem bekannten Namen. Und Herr König möchte gerne zeigen, dass er genug Geld hat. So ist er froh, wenn man ihm noch Zusatzempfehlungen macht, so dass er zeigen kann, dass er in der Lage ist, sich jeden Luxus zu leisten.
Umgekehrt ist es Kunden, die sich nicht viel leisten können, peinlich, falsch eingeschätzt zu werden.

Frau Großnot ist eher unauffällig in die Apotheke gekommen. Sie hat leise und höflich zurückgegrüßt und hat sich dann an den HV-Tisch gestellt und ohne Aufzublicken abgewartet, bis sie jemand anspricht. Sie hat den Anschein gemacht, sie wolle nicht stören. Auf die Frage nach ihrem Wunsch antwortet sie leise: „Ich habe gehört, Magnesium soll gut sein gegen die Krämpfe in den Beinen. Können Sie mir da etwas empfehlen?" Frau Neuling antwortet: „Ja, natürlich. Sie haben Recht, Wadenkrämpfe sind ein Hinweis auf Magnesiummangel. Ich kann Ihnen das Präparat der Firma XY empfehlen. Das ist das Beste, was der Markt bietet." „Wie teuer ist das denn?", fragt Frau Großnot sofort leise.
Als sie den hohen Preis gesagt bekommt, zieht sie sich vorsichtig zurück und sagt, das müsse sie sich noch einmal überlegen. Sie verabschiedet sich sofort und verlässt die Apotheke.

Frau Großnot hätte sich sehr gerne etwas gegen ihre Wadenkrämpfe gekauft, aber als sie den Preis hörte, hat sie sich so erschrocken, dass sie lieber wieder gegangen ist. Es wäre ihr peinlich zu sagen: *„Oh, das ist mir zu* *teuer. Können Sie mir auch etwas Preiswerteres anbieten?"* Stattdessen ergreift sie die Flucht und kommt so schnell nicht wieder.

Nun ist die „Kaufkraft" als Beispiel längst nicht das einzige und auch nicht das wichtigste Charakteristikum, welches der Kunde von sich selbst offenbart. Andere Eigenschaften sind der Durchsetzungswille, der Selbstdarstellungswille, die innere Ruhe bzw. Unruhe, die Streitsucht, das Vertrauen, die Überheblichkeit u.a.m.

2.2 Eine Kundentypologie

Während der Kunde sich uns offenbart, stellt sich uns die Frage: Was ist das für ein Mensch? Und weiter: Wie kann ich mit ihm umgehen?

Es gibt unterschiedliche Versuche, Menschen in Gruppen zu fassen, also Typen festzulegen oder zu beschreiben, sei es anhand ihres Körperbaus oder ihrer Verhaltenseigenschaften. Die meisten Typologisierungen sind allerdings ohne praktische Konsequenzen.

Jeder, der schon einmal eine Zeit lang den Handverkauf beobachtet hat, muss zugeben, dass es tatsächlich unterschiedliche Kundentypen gibt. Es fällt auf, dass im Gesprächsverlauf immer wieder dieselben Schwierigkeiten auftreten. Auch wenn zwei Kunden z.B. an sich völlig unterschiedlich sind, vergeht kein Gespräch, ohne dass sie die Packungsbeilage aus der Arzneimittelpackung herausholen und vor dem Kauf genau studieren. Bei anderen dauert ein „durchschnittliches" Gespräch mindestens zwanzig Minuten, und man hat das Gefühl, nicht zu Wort gekommen zu sein.

Die „Typen", die einem auffallen, sind die sogenannten „schwierigen" Kunden. Eine darauf aufbauende Kundentypologisierung ist also nicht vollständig - nicht jeder Kunde kann einem bestimmten Typ zugeordnet werden.

Dabei darf man nicht vergessen, dass diese schwierigen Kunden nur den kleineren Teil der Gesamtkundschaft ausmachen. Die meisten Kunden sind eher unauffällig und auch wenn sie nicht unbedingt „einfach" sind - denn sie sind vielleicht anspruchsvoll oder haben ihre genauen Vorstellungen - bringen sie uns nicht in Schwierigkeiten.

Außerdem ist ein und derselbe Kunde nicht immer gleich, so dass er im Verlauf des Gesprächs zunächst unauffällig bleibt, dann vielleicht Eigenschaften des einen und beim Abschluss eines anderen Typs offenbart.

Und: der Gesprächsverlauf hängt nicht zuletzt von der Einschätzung des Apothekenmitarbeiters ab. Was Frau Neuling als aggressiv empfindet, ist für Frau Althaas vielleicht nur eine genaue Nachfrage. Schauen wir uns einige „schwierige Fälle" an.

Der Aggressive

Mitten im Gespräch, scheinbar aus heiterem Himmel, greift er uns an und beschimpft uns mit unsachlichen Bemerkungen.

Frau Neuling bedient Herrn Grimm - einen der Stammkunden, dem alle versuchen aus dem Weg zu gehen. Immer fängt er Streit an.
Auf Frau Neulings freundlichen Gruß antwortet er grimmig: „Guten Tag, ja, ja. Ich brauche etwas gegen meine Schmerzen im Knie."

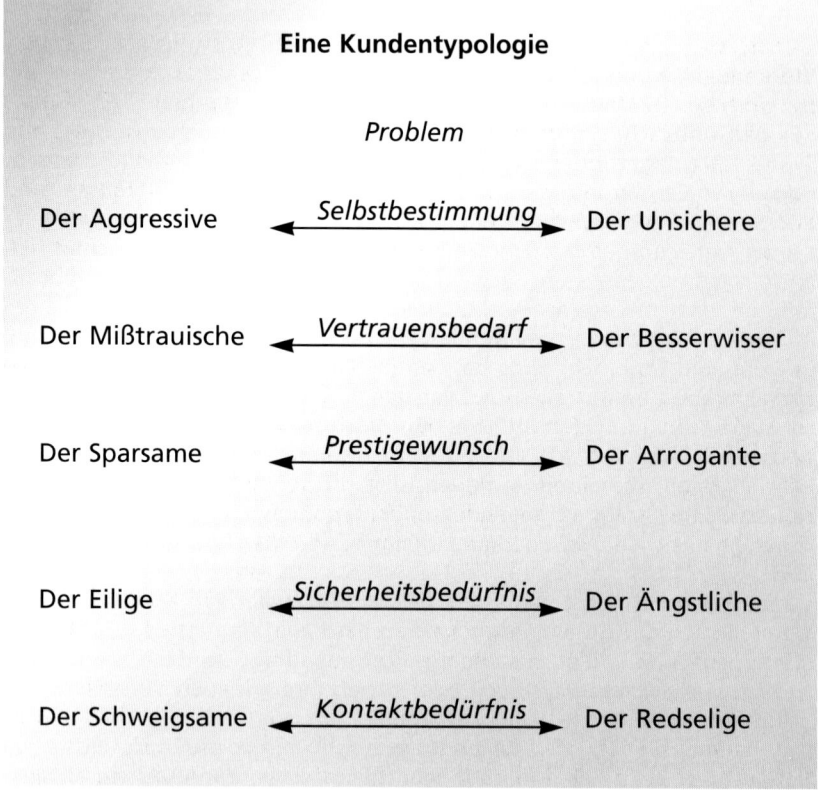

Eine Kundentypologie

Problem

Der Aggressive	←— Selbstbestimmung —→	Der Unsichere
Der Mißtrauische	←— Vertrauensbedarf —→	Der Besserwisser
Der Sparsame	←— Prestigewunsch —→	Der Arrogante
Der Eilige	←— Sicherheitsbedürfnis —→	Der Ängstliche
Der Schweigsame	←— Kontaktbedürfnis —→	Der Redselige

Frau Neuling fragt, welche Art von Beschwerden er hat, wo es ihm weh tut, ob er mit diesen Schmerzen schon mal beim Arzt war. „Ach, hören Sie doch auf mit dem Gequatsche! Ich weiß Bescheid. Das ist Verschleiß. Jetzt geben Sie mir schon etwas her!" Frau Neuling bleibt ruhig: „Dann wissen Sie sicherlich auch, dass man gegen Verschleiß im Gelenk nichts durch Medikamente bewirken kann. Mit Salben und Einreibungen erreichen Sie nicht mehr als eine vorübergehende Linderung Ihrer Schmerzen. Aber ursächlich heilen kann man durch Salben nicht." Frau Neuling erklärt, was es für Möglichkeiten zur Schmerzlinderung gibt: Kälte, Wärmeanwendung, schmerzstillende oder durchblutungsfördernde Wirkstoffe. Und schließlich legt sie ihm ein Präparat vor, welches sie für das Beste für Herrn Grimm hält: „Damit verschwinden Ihre schlimmsten Schmerzen für eine Weile."

Herr Grimm schaut sich die Salbe von allen Seiten an, stößt schließlich auf das Preisschild und brüllt los: „23,95 DM!!?? Das ist ja wohl die Höhe. Ihr wollt mich wohl ausnehmen! Das ist Wegelagerei! Ihr macht Geschäfte mit dem Leid der Leute! Lumpen, Strolche und Verbrecher! Eine Unverschämtheit!" So brüllt er durch die Apotheke, dass alle anderen Verkaufsgespräche augenblicklich unterbrochen werden müssen.

Aggressive Kunden wirken meistens schlechtgelaunt, so auch Herr Grimm. Mitten im Gespräch schweift er vom Thema ab und provoziert Frau Neuling mit einer Verleumdung. Wie kann sie darauf am besten reagieren? Natürlich darf sie nicht zurückstänkern, obwohl sie das am liebsten tun würde:

„Was können wir denn dafür? Die Preise sind nach der Arzneimittelpreisverordnung festgelegt! Und überhaupt: Ich bekomme von dem Geld am allerwenigsten zu sehen! Was wissen Sie schon davon, was ich verdiene?"

So nicht, Frau Neuling! Keinen Streit anfangen! Wie kommt es eigentlich in diesem Fall zum Streit? Herr Grimm und Frau Neuling unterhalten sich zunächst auf der Sachebene über Salben gegen die Schmerzen im Knie. Dabei kommt Herr Grimm aber schon schlecht gelaunt herein, weil er bereits genug schlechte Erfahrungen gemacht hat mit Salben gegen seine Schmerzen im Knie. Er gibt vor, ein „normales" Gespräch zu führen, aber nach kurzer Zeit lässt sein Ärger ihn plötzlich die Beziehungsebene heraushören: *„Ich kann Ihnen nicht versprechen, dass es Ihnen helfen wird, aber etwas Besseres gibt es nicht!"* Und vielleicht weiter: *„Kaufen Sie ruhig, auch wenn es Ihnen nicht hilft, uns ist damit bestimmt geholfen!"*. Darauf schwenkt er ohne erkennbaren Grund für Frau Neuling von der Sachebene ab und greift sie auf der Beziehungsebene an.

Frau Neuling kann darauf reagieren, indem sie auf der Sachebene bleibt und den Angriff auf der Beziehungsebene geflissentlich überhört. Also Frau Neuling: Bestätigen Sie Herrn Grimm, statt ihm zu widersprechen. Bleiben Sie sachlich, fassen Sie sich kurz! Hören wir Frau Neuling:

„Ja, 23,95 DM - das mag Ihnen teuer vorkommen, ist es aber nicht. Das ist ein normaler Preis. Salben für diesen Zweck kosten alle zwischen 20 und 30 DM. Sicherlich ist ein feucht-warmer Wickel günstiger, aber er wirkt auch nicht so intensiv." Herr Grimm hat tatsächlich aufgehört zu brüllen. Leise meckert er zu sich selbst: „23,95 DM - dass sich hier niemand schämt!" Er kauft die Salbe trotzdem und rauscht zur Tür heraus.

Die erste Strategie **„Bleiben Sie sachlich"** ist eine Methode, die zu einem schnellen Ende kommt. Meist sieht der Streitsüchtige ein, dass seine Reaktion ihn nicht weiterbringt, und er beendet von sich aus das Gespräch. Wirklich zufrieden ist er aber nicht, auch wenn man denken könnte: Da hat er eben seine Wut kurz herausgelassen und jetzt ist wieder alles gut. So ist es nicht. Es brodelt in dem Streitsüchtigen weiter. Nachdem er in der Apotheke den Wutanfall bekommen hat, fühlt er sich noch schlechter. Ihm wurde immer noch nicht geholfen. Zudem hat er Geld ausgegeben für eine Salbe, von der er nicht erwartet, dass sie hilft. Der Ärger, der hier ausgebrochen ist, wurde ganz schnell wieder unterdrückt. Aber er ist nicht zur Sprache gekommen.

Frau Althaas hätte es anders gemacht. Sie hätte genickt und ihn bestätigt. Sie hätte ihm deutlich gemacht: *„Ich versuche, Sie zu verstehen!"* Sie hätte versucht, Herrn Grimms Ärger in eigene Worte zu fassen. Sie hätte Herrn Grimm gut zugehört, worüber er sich eigentlich ärgert, denn der Preis ist nicht so außergewöhnlich, dass man sich so darüber aufregen könnte. Ihre Strategie lautet **„Lassen Sie uns darüber reden!"**

Frau Althaas reagiert auf den brüllenden Herrn Grimm: „Ja, 23,95 DM ist ein ziemlich hoher Preis." Sie nickt dabei und sieht ihn freundlich an. Dann versucht sie nicht den Preis zu verteidigen, sondern wartet ab, was Herr Grimm noch zu sagen hat. Herr Grimm brüllt weiter: „Und ob der hoch ist! Letzte Woche habe ich eine Salbe für zwanzig Mark gekauft, davor für 25 Mark. Jetzt wollen Sie schon wieder 23,95 DM! Wer soll sich das denn leisten?" Frau Althaas: „Sie haben schon mehrere Salben ausprobiert!?" - „Ich glaube, ich habe schon alles ausprobiert. Und das ist es ja gerade: nichts hilft! Ständig Schmerzen! Ach, Sie können sich das gar nicht vorstellen: immer nur Schmerzen! Und was für welche! Manchmal kann ich mich gar nicht bewegen, aber man muss ja, man muss!" Jetzt ist Herr Grimm zwar noch laut, aber er brüllt nicht mehr. Frau Althaas: „Sie sind so oft enttäuscht worden, dass Sie eigentlich gar nichts mehr ausprobieren wollen?" - „Ach, ich habe schon so viel ausprobiert. Und nichts hilft. Ich weiß es ja! Gegen Verschleiß ist kein Kraut gewachsen! Was haben Sie denn jetzt hier für mich herausgesucht. Die ist gut für mich? Zeigen Sie mal her. Ja gut, ich probiere sie mal aus. Ich weiß, ich kann keine Wunder erwarten." Herr Grimm kauft die Salbe und verlässt still die Apotheke.

Frau Althaas wechselt von der Sachebene auf die Beziehungsebene und versucht Herrn Grimms Ärger zu erforschen. Hier in dem Fall ärgert sich Herr Grimm, weil seine Erwartungen an andere Salben, die er bereits ausprobiert hat, nicht erfüllt wurden.

Wie entstehen die Schwierigkeiten beim aggressiven Kunden? Der aggressive Kunde hat ein hohes Bedürfnis nach Selbstbestimmung. Durch seine Vorgeschichte oder den aktuellen Gesprächsverlauf fühlt er sich überfahren und zu stark fremdbestimmt. Er wird wütend und sucht Streit zu einem

Thema, das nur selten tatsächlich den Grund seines Ärgers betrifft. Er streitet nach dem Motto: *„Wenn ich auch sonst nichts zu sagen habe, dann will ich wenigstens jetzt Recht haben."*

Dadurch, dass man ihn im Verlauf des Gesprächs nicht bevormundet und ihm deutlich das Gefühl gibt, entscheiden zu können, kann man schwierige Situationen mit ihm vermeiden. Redewendungen, die man im Gespräch mit aggressiven Kunden verwenden kann:

„Ich verstehe Sie gut." (kein aber!)
„Ja, Sie haben Recht." (kein aber!)
„Sie haben also das Gefühl, ..."

Der Unsichere

Er weiß nicht, was er will. Und wenn ihm Alternativen angeboten werden, kann er sich nicht entscheiden.

Ein junger Mann, Herr Hilflos, steht in der Apotheke. Zuerst schaut er sich suchend um. Dann wendet er sich schließlich an Frau Neuling: „Haben Sie etwas gegen Heuschnupfen?" Frau Neuling lächelt freundlich: „Ja, natürlich! Was hätten Sie denn gern? Etwas nur für die Nase oder auch für die Augen?" - „Ja, ich weiß nicht. Muss man besser beides gleichzeitig behandeln? Was meinen Sie?" „Ja", antwortet Frau Neuling, „das wissen Sie doch am besten, womit Sie Beschwerden haben. Und wollen Sie ein Nasenspray oder Tabletten?" - „Ja, was ist denn besser?", fragt Herr Hilflos unsicher, und seine Ohren werden plötzlich knallrot. Frau Neuling antwortet: „Man kann beides nehmen. Das müssen Sie schon selber wissen." Frau Neuling verdreht ganz kurz die Augen, auch wenn sie das eigentlich nicht vorhatte. „Und das hängt auch davon ab, mit welchem Wirkstoff Sie behandeln wollen. Stoffe gegen die Histaminwirkung - Histamin ist ja der Stoff, der die ganzen allergischen Reaktionen verursacht - also, Stoffe gegen die Histaminwirkung, Antihistaminika, gibt es vor allem in Tablettenform auf dem Markt. In Nasensprays sind häufig Stoffe, die die Histaminausschüttung hemmen. Aber die wirken meistens erst nach ein bis zwei Wochen. Wenn Sie die Nase sofort frei haben wollen, brauchen Sie eine Kombination mit einem schleimhautabschwellenden Stoff." Herr Hilflos schaut völlig irritiert: „Das hört sich viel komplizierter an, als ich dachte. Das muß ich mir erst durch den Kopf gehen lassen. Ich überlege mir das noch einmal. Vielen Dank!"

Der Unsichere sendet ununterbrochen Selbstoffenbarungsbotschaften: *„Ich bin klein und unwissend!"* Zur Beziehung äußert er: *„Sie sind so schlau. Ich gebe mich in Ihre Verantwortung!"* Und er appelliert: *„Helfen Sie mir! Sagen Sie mir, was ich tun soll!"* Frau Neuling weigert sich, diese starke

Rolle zu spielen und stellt ihn mit jedem Satz vor Entscheidungen, die der Kunde weder treffen will noch kann. Frau Neuling meint es wahrscheinlich gut mit dem Kunden. Sie will ihm aufzeigen, welche Möglichkeiten er hat, etwas gegen seinen Heuschnupfen zu tun. Sie will ihm keine Entscheidung aufdrängen; sie will ihn nicht bevormunden. Aber genau das braucht der unsichere Kunde. Frau Althaas kennt den Kunden besser und weiß, wie man mit ihm klarkommt.

Frau Althaas fragt den Kunden zunächst, welcher Art seine Beschwerden sind und wie lange sie anhalten. So erfährt sie, dass ihm nur für kurze Zeit, meistens im März/ April für drei bis vier Wochen die Nase unaufhörlich läuft. „Da kann ich Ihnen etwas Gutes empfehlen", sagt Frau Althaas. „Dieses Nasenspray ist genau gegen Ihre Beschwerden gemacht. Es muss allerdings rechtzeitig eingenommen werden: nicht erst wenn die ersten Beschwerden auftauchen, sondern am besten schon gleich jetzt Anfang März. Geben Sie viermal täglich je einen Sprühstoß in jedes Nasenloch. Dann ist die optimale Wirkung erreicht, wenn es normalerweise mit Ihrem Heuschnupfen losgeht. Dann bleiben Sie in diesem Jahr von den schlimmsten Allergiebeschwerden verschont."

Herr Hilflos verlässt zufrieden die Apotheke und ist sich sicher, dass er etwas Gutes gekauft hat. Frau Althaas hat ihm die Lösung empfohlen, die sie für sein Problem am geeignetsten hält. Sie hat ihn nicht vor Alternativen gestellt, sondern ihm klare Empfehlungen und klare Handlungsanweisungen gegeben: *„Machen Sie das und das, dann wird alles gut."*
Wichtig ist für den Unsicheren, dass er dem Gesprächspartner vertraut. Sobald Frau Neuling die Augen verdreht, weil ihr seine Art nicht gefällt, wird der Unsichere von ihr keinen Rat mehr annehmen. Wenn Frau Neuling antwortet: *„Weiß ich doch nicht!"*, wird der Unsichere denken: *„Dann brauche ich Sie ja auch gar nicht zu fragen, wenn Sie das auch nicht wissen."*
Der unsichere Kunde braucht Sicherheit vom beratenden Partner. Die Sicherheit wird er aus der Körpersprache ablesen und aus der fachlichen Kompetenz heraushören. Er sollte auf keinen Fall auf seine Unsicherheit angesprochen werden, er möchte eher eine Bestätigung seiner Person, dass er Recht hat mit seinen Bedenken oder dass es tatsächlich komplizierter ist, als viele glauben.

Wie entstehen Schwierigkeiten beim unsicheren Kunden? Der unsichere Kunde scheint kein Bedürfnis auf Selbstbestimmung zu haben. Am liebsten ist ihm, wenn ihm alle Entscheidungen abgenommen werden. Und so lassen sich schwierige Situationen mit ihm vermeiden. Sobald man merkt, dass dieser Kunde nicht entscheiden kann oder will, bieten wir ihm mit der ausreichenden Erklärung nur eine Lösung seines Problems an. Wir nehmen ihm die Entscheidung ab.
Dieser Kunde kennt seine Schwäche wahrscheinlich genau und leidet vielleicht auch darunter. Deshalb sollte man ihm die anderen Lösungsmöglich-

keiten nicht ganz unterschlagen, denn sonst fühlt er sich übers Ohr gehauen. Typische Redewendungen im Umgang mit dem unsicheren Kunden sind:

„Für Sie ist dieses Arzneimittel am besten geeignet."
„Gerade für Sie kommt diese Lösung in Frage."
„Aus all den Möglichkeiten würde ich an Ihrer Stelle das wählen."

Der Besserwisser

Gleichgültig, was wir vorschlagen, er kennt immer eine bessere Lösung oder hat immer einen Einwand parat.

„Ich hätte gerne etwas gegen Husten", sagt Herr Schlau. Frau Neuling fragt nach: „Brauchen Sie etwas zum Hustenlösen? Oder etwas zum Hustenstillen? Was haben Sie für Beschwerden?" - Ich bin erkältet, und da brauche ich etwas Starkes sowohl zum Lösen als auch zum Stillen!" Frau Neuling holt ihm zwei Präparate, eins für den Tag und eins für die Nacht. Sie erklärt dem Kunden, wie die Medikamente einzunehmen sind und was sie bewirken. Herr Schlau interveniert: „Nein, chemische Wirkstoffe nehme ich nicht ein. Ich habe letztens in der Zeitung gelesen, dass man den Körper mit solchen Stoffen vergiften kann. Ich nehme nur pflanzliche Wirkstoffe." - „Ja, da kann ich Ihnen auch etwas anbieten. Zum Hustenlösen haben wir hier zum Beispiel ein gutes pflanzliches Mittel, das besteht aus drei aufeinander abgestimmten Pflanzenbestandteilen, die alle Ihren Husten ..." - „Drei unterschiedliche Pflanzen sagen Sie? Also ein Kombinationspräparat. Nein, die sind bei einem Warentest vor kurzem ganz schlecht weggekommen. Man soll nur Mittel mit einem Wirkstoff einnehmen." - „Ja, aber sobald Sie pflanzliche Mittel nehmen, haben Sie schon ein Gemisch aus unterschiedlichen Wirkstoffen!" - „Im Fernsehen haben Sie auch vor kurzem einen Mann gezeigt, dessen Leber zerstört worden ist durch die ganzen Kombinationspräparate. Der hat Schmerzmittel genommen. Einfache Schmerzmittel, die jeder kennt. Und jetzt ist er ein Krüppel..."

Frau Neuling kommt bei Herrn Schlau nicht so recht voran. Sie reden beide aneinander vorbei. Herr Schlau ist völlig auf fremde Meinungen fixiert. Er hat immer irgend etwas gehört, gelesen oder im Fernsehen gesehen. Er vertraut diesen Medien blind. Er tritt energisch und selbstbewusst auf, als wolle er mit seinem Wissen prahlen. Er vermittelt vor allem die Selbstbotschaft:
„Ich weiß Bescheid! Sie können mich nicht übers Ohr hauen!"
Wenn Frau Neuling ihm widerspricht, versteift er sich darauf, dass sie weniger weiß als er oder dass sie ihn absichtlich belügt, um sich an ihm zu bereichern oder ihn schnell wieder los zu werden.

Frau Neuling reagiert in ihren Gedanken: *„Das stimmt doch gar nicht! Sie haben ja überhaupt keine Ahnung! Sie haben ja alles falsch verstanden!"* Das lässt sie ihn über ihre Art, mit ihm zu sprechen, wissen. Sie sendet Beziehungsbotschaften aus, die Herrn Schlau als unwissend darstellen. Das wiederum veranlasst Herrn Schlau, noch mehr zu widersprechen.

Frau Althaas hingegen hört ihm zunächst gut zu. Sie legt ihn auf bestimmte Aussagen fest. Dann ergründet sie seine Argumente und überzeugt ihn damit.

Frau Althaas sucht ihm auch etwas zum Hustenlösen und etwas zum Hustenstillen heraus und berät ihn über die Anwendung. „Nein, nein", interveniert Herr Schlau, „das sind ja chemische Wirkstoffe. Letztens in der Zeitung stand noch, dass man den Körper damit systematisch vergiftet." „Sie haben Angst davor, dass diese chemischen Wirkstoffe mehr schaden als nützen?", fragt Frau Althaas zurück. „Ja, natürlich, das liest man doch immer wieder", antwortet Herr Schlau. „Ich lass mich doch nicht vergiften." - „Sie bevorzugen also pflanzliche Arzneimittel?" - „Ja, chemische Gifte nehme ich nicht." - „Da kann ich Ihnen diese pflanzlichen Hustentropfen anbieten. Sie enthalten ein Gemisch aus drei Arzneipflanzen, die optimal zusammen wirken, um Ihren Husten zu..." - „Drei Arzneipflanzen - dann ist das ja ein Kombinationsarzneimittel? Die sollen ja laut Warentest besonders schädlich sein!" Herr Schlau ist ganz aufgeregt.

Frau Althaas antwortet ruhig: „Alle pflanzlichen Arzneimittel sind quasi Kombinationsarzneimittel, denn alle enthalten sie ein Gemisch aus unterschiedlichen Wirkstoffen. Diese pflanzlichen Hustentropfen wirken stark und zuverlässig. Ist es Ihnen wichtig, dass sich der Husten schnell löst, damit Sie bald wieder Ihre Ruhe haben?" - „Ja", antwortet Herr Schlau, „natürlich." „Na dann", antwortet Frau Althaas, „sollten Sie sich an diese gut erprobten Hustentropfen halten. Die lösen den Husten, so dass Sie den Schleim, der auf Ihren Bronchien sitzt schnell abhusten können und bald wieder Ihre Ruhe haben. Und wenn Sie schon diese Nacht wieder ohne Husten durchschlafen wollen, empfehle ich Ihnen zusätzlich dieses Arzneimittel zum Hustenstillen, dann sind Sie bald Ihre Beschwerden wieder los." Herr Schlau wiegt seinen Kopf eine Weile hin und her. Dann kauft er sowohl den pflanzlichen Hustenlöser als auch den chemischen Hustenstiller.

Frau Althaas hat dem Kunden vor allem am Anfang des Gesprächs gut zugehört, und nachgefragt, was ihm wichtig ist. Dann hat sie ihm gezeigt, dass sie seine Argumente sehr wohl kennt, sie aber nicht gültig sind. Sie hat seine Argumente mit ihrem Wissen entkräftet und dabei überzeugt. Wichtig ist, dass Frau Althaas während dieses Gesprächs Sicherheit beweist durch eine gerade Körperhaltung, eine feste Stimme und einen starken Blick.

Damit schafft sie es, Herrn Schlau wirksame Medikamente zu verkaufen, die ihn schließlich auf Grund ihrer schnellen und guten Wirksamkeit überzeugen.

Wie kommt es zu Schwierigkeiten beim Besserwisser? Der Besserwisser ist ein vielschichtiger „Fall". Auf der einen Seite hat er einen hohen Bedarf an Selbstbestimmung, so dass auch bei ihm jedes Anzeichen der Bevormundung von Verkäuferseite sofort zu einer trotzigen Gegenreaktion führt. Er reagiert aber auch schon ohne deutlich Bevormundung auf unsere sachlichen Vorschläge mit Widerstand.

Sein Hauptproblem aber ist, dass er sehr leicht allem glaubt, was er hört oder liest, nämlich vor allem dem Talk-Show-Moderator aus dem Fernsehen, den Illustrierten, dem Radiosprecher vom Lokalfunk, aber auch dem Arbeitskollegen oder der Nachbarin. Hat er sich erst einmal auf eine Meinung zu einem Thema festgelegt, weicht er nicht mehr gerne davon ab.
Im Allgemeinen ist er treffenden Argumenten gegenüber aber nicht abgeneigt, so dass man ihn von seiner - falschen - Überzeugung wieder abbringen kann. Wichtig ist aber zunächst, sein scheinbares Wissen zu erschüttern, seine Sicherheit ins Wanken zu bringen und ihm dann den Sachverhalt von einer anderen Seite zu erklären.

„Ja, ich kenne dieses Argument, aber wissen Sie auch, dass ..."
„Sie sind ja gut informiert, aber haben Sie auch bedacht, dass ..."
„Ich sehe schon, Sie wissen gut Bescheid. Dann wissen Sie sicherlich auch..."

Der Misstrauische

Der Misstrauische zweifelt an allem. Was wir auch sagen, er wird es erst glauben, wenn es wörtlich im Beipackzettel geschrieben steht. Und auch dann wird er manchmal noch glauben, es sei eine Verschwörung.

Herr Lauer fragt Frau Neuling nach einem Grippemittel. Frau Neuling holt ihm eines aus der Sichtwahl und empfiehlt es ihm mit den Worten: „Das ist ein gutes Mittel. Das wird im Moment auch häufig verschrieben." „Ach", antwortet Herr Lauer, „seit wann ist die Häufigkeit der Verordnung denn ein Zeichen für Qualität? Vielleicht bietet der Hersteller den Ärzten nur die besten Sondervergünstigungen, wie Urlaub in der Karibik oder ein schickes Cabriolet. Was meinen Sie denn: Ist das ein gutes Mittel?" „Ja, doch", antwortet Frau Neuling unsicher, „es enthält in ausreichender Dosierung ein Schmerzmittel, was gegen die Kopf- und Gliederschmerzen wirkt. Und zudem noch einen Stoff, der die Nasenschleimhäute zum Abschwellen bringt, damit man bei Schnupfen besser Luft bekommt." - „Ach, einen Stoff zum Abschwellen der Nasenschleimhaut", hakt Herr Lauer nach, „sind die nicht schädlich, weil sie die Nasenschleimhaut austrocknen?" „Ja, schon", erwidert Frau Neuling seufzend, „aber nur wenn sie über lange Zeit genommen werden." „Auf lange Zeit? Wie lang ist auf lange Zeit?", fragt Herr Lauer weiter. Frau Neuling: „Ich weiß nicht so genau: vielleicht über einen Monat. Die Hersteller sind immer sehr vor-

sichtig mit ihren Angaben. Die sagen: nicht länger als eine Woche." „So, so, Sie wissen nicht so genau, aber Sie wissen es besser als die Arzneimittelhersteller? - Ich glaube, das Mittel kommt für mich nicht in Frage! Und sagen Sie mal, wie ist das eigentlich mit Mitteln, die die Abwehr stärken sollen. Helfen die eigentlich wirklich?"

Wahrscheinlich kann Frau Neuling Herrn Lauer auch nicht von den Mitteln zur Abwehrsteigerung überzeugen. Herr Lauer ist ein schwieriger Fall: er ist lauernd und zurückhaltend und sagt zunächst kein Wort zuviel. Dabei ist er wachsam und wartet nur auf eine schwache Argumentation des Verkäufers, um ihn in dem Fall mit Fragen zu bombardieren.

Frau Althaas fragt Herrn Lauer, was für Grippebeschwerden er denn behandeln möchte. „Ich habe starke Kopfschmerzen. Mir tun alle Knochen weh. Und die Nase läuft unaufhörlich. Ich bekomme vor allem nachts überhaupt keine Luft." - „Dagegen bietet sich dieses Mittel hier an: es enthält einen Stoff gegen die Kopf- und Gliederschmerzen und einen zweiten, der die Nasenschleimhaut zum Abschwellen bringt, damit Sie wieder besser Luft bekommen." „Ach, einen Stoff zum Abschwellen der Nasenschleimhaut", hakt Herr Lauer nach, „sind die nicht schädlich, weil sie die Nasenschleimhaut austrocknen?" „Wenn man schleimhautabschwellende Stoffe regelmäßig über einen längeren Zeitraum, sagen wir drei, vier Wochen anwendet, verändert sich die Nasenschleimhaut. Im normalen Anwendungszeitraum von ein bis zwei Wochen ist davon noch nichts zu merken. Im Gegenteil: die abschwellenden Stoffe sind notwendig, damit das Sekret, was sich während eines Schnupfens in der Stirnhöhle und den Nasennebenhöhlen bildet, abfließen kann. Denn sonst kommt es zu einem Sekretstau. Und der kann zu einer gefährlichen Stirnhöhlenvereiterung führen." „So habe ich mir das noch nicht klar gemacht. Dann scheint das Mittel ja das Richtige für mich zu sein!" „Ja, ich nehme die bei einer dicken Erkältung mit Schnupfen auch immer."

Man kann ihn überzeugen, wenn man bei Detailfragen äußerst genau argumentiert, um keine Angriffspunkte zu bieten. Hat man einmal seine Bewunderung, lässt er meistens das fortwährende Nachbohren. Man sollte den misstrauischen Kunden oft fragen lassen, damit er sich ernst genommen fühlt. Man kann versuchen, das Gespräch mit ihm behutsam durch Gegenfragen zu führen. Schließlich helfen manchmal Referenzpersonen, um ihn doch noch zu überzeugen.

Wie kommt es beim Misstrauischen zu Schwierigkeiten? Während der Besserwisser allem viel zu leicht glaubt, vertraut der Misstrauische niemandem außer sich selbst. Aber zwischen beiden Kundentypen sind die Grenzen fließend. Auch der Misstrauische glaubt eher dem, was er gelesen hat. Wie der Besserwisser hat auch der Misstrauische ein großes Bedürfnis, über sich selbst zu bestimmen. Er braucht es für seine Selbstachtung, alles in Frage zu stellen. Lassen Sie ihn fragen und nehmen Sie ihn ernst. Antworten Sie z.B.:

„Gut, dass Sie danach fragen!"
„Eine gute Frage!"
„Genau das ist tatsächlich ein Problem."

Der Arrogante

Der arrogante Kunde regt unseren Ärger schon beim Betreten der Apotheke. Er lässt uns wissen, wer hier über wen verfügt. Er degradiert uns zu Handlangern, die ihm zu dienen haben.

Eines Tages bekommt Frau Neuling von Herrn Kaiser ein Privatrezept vorgelegt, auf dem ein Multivitaminpräparat 1 OP = eine Originalpackung verordnet ist. Frau Neuling holt dem Kunden die kleinste im Handel befindlich Packung, 20 Tabletten, und legt sie Herrn Kaiser vor. Der Kunde lächelt verächtlich von oben herab. Er antwortet schnippisch: „Das kann ja wohl nicht Ihr Ernst sein: 20 Tabletten! Damit komme ich ja noch nicht einmal über die Woche. Ich brauche mehr! Mehr! Mindestens 100 Stück! Was glauben Sie denn? Hä?" und er lacht verächtlich. „20 Stück - das reicht ja für nichts."

Herr Kaiser läßt seine angebliche Überlegenheit spüren. Er scheint über den Dingen zu stehen, und Frau Neuling ist für ihn nur ein Handlanger. Darüber ärgert sich Frau Neuling gewaltig.

Nun fühlt sich Frau Neuling im Recht: 1 OP = eine Originalpackung, das ist die kleinste im Handel befindlich Packung. Natürlich ersetzen Privatkassen auch mal mehr, als auf dem Rezept verordnet ist, zumal die Multivitamintabletten ja auch nicht verschreibungspflichtig sind. Aber trotzdem, trotzdem. Es ist nur 1 OP aufgeschrieben. Hätte er dem Arzt doch gleich gesagt, er brauche eine Riesenpackung. Frau Neuling wird rot vor Wut. Was bildet der sich eigentlich ein? Kommt hier her und tut so, als könnte sie ihn nicht ordentlich bedienen. Natürlich hätte sie ihn gleich fragen können, wieviel er möchte, aber auf dem Rezept steht schließlich 1 OP. Schluss, aus, Ende. Zähneknirschend dreht sich Frau Neuling schließlich um, legt Herrn Kaiser eine Hunderterpackung auf den Tisch. Der Kunde zahlt und geht. Noch lange hat Frau Neuling ein schlechtes Gefühl im Bauch.

Frau Neuling schießt der Ärger nur so in den Kopf. Warum passiert das? Der arrogante Kunde kann noch so sachlich sprechen. Unterschwellig gibt er dem Gesprächspartner zu verstehen: *„Ich bin wichtiger als Du! Ich bin der Herr, Du bist mein Diener!"* Diese Botschaft auf der Beziehungsebene übertönt die sachliche Botschaft, so dass jeder Gesprächspartner nur antworten möchte: *„Was bilden Sie sich eigentlich ein?"*

Aber Frau Neuling wird ja gar nicht persönlich angegriffen. Der Arrogante hat nichts gegen Frau Neuling. Er hat etwas dagegen, nicht wichtig genug genommen zu werden. Er fühlt sich nicht genug bestätigt. Hier zeigt sich die Lösung des Problems: Bestätigen Sie ihn! Und packen Sie ihn bei seiner Eitelkeit.

Herr Kaiser ärgert sich, weil ihm der Arzt nicht genügend Aufmerksamkeit geschenkt hat. Er scheint ihn gar nicht ernst genommen zu haben. Schließlich hatte der Arzt entschieden, ihm fehlte nichts. Man könnte ihm höchstens ein paar Multivitamintabletten verschreiben, damit er sich besser fühlte. Und Frau Neuling legt ihm als sichtbaren Beweis nun tatsächlich diese kleine Packung Tabletten hin. Das macht ihn wütend. Frau Althaas fragt daraufhin nach seinem Befinden: „Diese 20 Tabletten reichen für 20 Tage, also fast drei Wochen. Fühlen Sie sich so schlecht, dass Sie meinen, Sie müßten länger hochdosierte Vitamine zu sich nehmen?" Herr Kaiser stöhnt: „Ich fühle mich im Moment so ausgelaugt und ausgepowert, das können Sie sich gar nicht vorstellen! Mir tut seit Wochen der Rücken weh. Und Magenschmerzen habe ich auch. Kein Wunder bei dem Stress! Aber der Arzt hatte überhaupt keine Zeit für mich. Der hat mich nur schnell, schnell untersucht und nichts gefunden." - „Oh, Sie sehen auch ziemlich angegriffen aus. Sie sollten wirklich mehr für sich tun. Nun sind Vitamine ja nur eine Möglichkeit, den Organismus zu stärken. Sozusagen die eine Seite der Medaille. Die andere sind die Mineralstoffe. Haben Sie schon einmal daran gedacht Ihren Mineralstoffspiegel auszugleichen?" Und Herr Kaiser kauft noch Magnesium und Calcium und Eisen und Selen und mehr.

Frau Althaas appelliert an seine Eitelkeit und hat ihn damit am Schlaffittchen. Hier haben wir einen typischen Fall des großen Gewinns für alle, wenn der Kunde im Mittelpunkt steht. Der Kunde fühlt sich geschmeichelt. Er wird bestätigt in seinem Krankheitsgefühl und ihm wird etwas angeboten, was ihm helfen wird. Der Kunde verlässt glücklich und zufrieden die Apotheke, weil ihm endlich mal jemand zugehört hat. Und Frau Althaas hat ein gutes Geschäft abgeschlossen.
Wenn sie wirklich nur 20 Tabletten hätte abgeben dürfen, hätte Frau Althaas so argumentiert:

„Ja, nur 20 Stück - und die reichen auch, um Sie wieder aufzubauen. Eine Tablette pro Tag - Sie erhalten hiermit eine Drei-Wochen-Kur, die ausreichend ist, auch bei schweren Fällen der Vitaminunterversorgung."

Herr Kaiser hätte es geglaubt, wenn Frau Althaas ihm nur sicher genug gegenüber tritt und seinem Blick standhält.
Dabei hätte Frau Althaas sich gut gefühlt (*„Der arrogante Kerl soll sich mal nicht so wichtig nehmen!"*), und Herr Kaiser wäre auch zufrieden abgezogen (*„Endlich mal einer, der sich um meine Gesundheit kümmert!"*). Beide hätten das Gespräch zufrieden abgeschlossen.

Wie kommt es bei dem arroganten Kunden zu Schwierigkeiten? Der arrogante Kunde wirkt überheblich und übernimmt die Führung. Der Ärger entsteht bei uns, weil wir mit dieser Beziehungsdefinition nicht einverstanden sind. Aber warum tritt dieser Kunde so auf? Er hat ein übergroßes Bedürfnis nach Ansehen. Manchmal zeigt sich das darin, dass er bereit ist, das große Geld auszugeben, damit man ihm auch ansieht, wie „wichtig" er ist.

Auf jeden Fall braucht er ständig die Bestätigung der anderen. Man kann leichter mit ihm umgehen, wenn man ihm diese Bestätigung gibt. Das fällt einem umso leichter, je sicherer man im Umgang mit Kunden ist. Am Anfang wird jeder auf ihn hereinfallen, aber nach einigen Jahren Berufserfahrung, fällt es einem leicht zu denken: *„Was bist Du doch für ein armes Würstchen, dass Du so angeben mußt."* Es ist schwierig, typische Formulierungen für den Umgang mit dem arroganten Kunden zu geben. Die Bestätigung ergibt sich aus dem vorangegangenen Gespräch.

„Ihnen geht es aber auch wirklich schlecht!"
„Sie scheinen das Arzneimittel aber sehr dringend zu brauchen!"
„Sie haben auch immer ein Pech!"

Der Sparsame

Der Sparsame errechnet bei jeder Packung Kopfschmerztabletten den Preis pro Tablette und scheint qualitätsbezogenen Argumenten gegenüber nicht aufgeschlossen.

Herr Geizling möchte einen Hustensaft. Glücklicherweise hat er sich schon für einen Wirkstoff entschieden, aber noch nicht für die Einnahmeform: „Was ist denn günstiger? Wie lange komme ich denn mit den Tabletten aus? Und wie teuer sind die? Oder reiche ich mit den Tropfen doch länger? Wieviel muß ich denn davon pro Tag nehmen?" Frau Neuling ist schon ziemlich genervt: „Ich weiß nicht! Aber die sind doch beide wirklich nicht teuer! Was ist Ihnen denn wichtiger, dass Sie die Tabletten praktischerweise irgendwo unterwegs schlucken können, oder ist Ihnen das egal, und Sie nehmen die Tropfen auf einem Löffel mit Zucker ein?" Herr Geizling antwortet: „Wenn die Tropfen günstiger sind, kann ich es sehr wohl einrichten. Das hängt nur vom Preis ab."

Dem Sparsamen sind solche Überlegungen wichtig. Frau Neuling widerspricht ihm und versucht seine Gedanken auf das Wesentliche zu lenken - das ist aber vertane Zeit.

Nehmen Sie ihn ernst. Rechnen Sie mit ihm den Preisunterschied aus, so gut es geht. Oder aber geben Sie ihm einen Taschenrechner und lassen Sie ihm alleine Zeit. Er wird sich wirklich bei Ihnen wohl fühlen.

Anders ist es allerdings beim Preisvergleich völlig unterschiedlicher Wirkstoffe. Hier sollte man seine eigene Argumentation durchsetzen und ihm deutlich machen, dass der Preis nicht ausschlaggebend sein darf für die Entscheidung. Manchmal kann man ihm Vorteile wie bessere Wirksamkeit oder höhere Resorptionsquoten auch umrechnen.

Herr Geizling möchte lieber das billigere Magnesiumpräparat für 5 DM, obwohl das teurere (15 DM) Studien vorlegen kann, die eine höhere Resorptionsquote nachweisen. Frau Althaas erklärt ihm: „Ich verkaufe Ihnen gerne das günstigere Präparat. Aber beachten Sie, dass nur das andere Mittel nachweisen kann, dass es zu 80 % in Ihren Körper gelangt. Wenn Sie sich überlegen, dass das erste Mittel nur zu 20 % tatsächlich aufgenommen wird, dann brauchen Sie vier von diesen Packungen und dann liegen Sie bei 20 DM - das sind 5 DM mehr, als wenn Sie gleich das andere nehmen."

Frau Althaas schlägt ihn mit seinen eigenen Mitteln. Stärkere Wirksamkeit, geeignetere Wirkstoffkombination - alles lässt sich auch in Zahlen ausdrücken. Und nur darauf scheint der Sparsame zu hören. Wichtig ist, dass man seinen Wunsch und seine Argumente respektiert. Denn es ist wirklich wichtig für ihn, auch wenn es uns vielleicht seltsam vorkommt.

Wie kommt es beim Sparsamen zu Schwierigkeiten? Der Sparsame muss rechnen, und er muss das Günstigste kaufen. Er braucht das für seine Selbstachtung. Man kann ihn sehen als jemanden, der scheinbar keinen Wert auf Marken oder auf Prestige legt. Das trifft aber nicht ganz den Kern. Er erfüllt mit diesem Verhalten ebenfalls sein Bedürfnis nach Selbstachtung, genau wie der arrogante oder der misstrauische Kunde. Wenn man dieses bestätigt, lösen sich die Probleme in Luft auf. Typische Formulierungen im Umgang mit sparsamen Kunden fallen leicht:

„Lassen Sie uns mal nachrechnen."
„Sie müssen das noch in Ihre Rechnung mit einbeziehen."

Der Ängstliche

Ein falsches Wort und der ängstliche Kunde glaubt, wir wollen ihn vergiften. Er ist überaus vorsichtig und nimmt die Arzneimittel, die er schließlich kauft, häufig zu Hause doch nicht ein.

Herr Furchtsam begrüßt Frau Neuling mit einem Nicken. Frau Neuling antwortet: „Guten Morgen! Bitte schön, was kann ich für Sie tun?" „Ach, ich weiß nicht", sagt Herr Furchtsam krächzend, „gibt es eigentlich etwas gegen Heiserkeit?" „Ja", antwortet Frau Neuling, „das hört sich ja schlimm an. Wie lange haben Sie denn schon keine Stimme mehr?" „Erst seit gestern, und dazu habe ich fürchterliche Halsschmerzen", antwortet Herr Furchtsam. „Ach, noch nicht so lange, dann ist es nicht schlimm. Na, da kann ich Ihnen ein Mittel empfehlen. Lutschen Sie diese Halstabletten bis zu sechs Mal täglich, dann werden Ihre Beschwerden morgen abend schon besser sein." - „Reicht das denn aus, kann es nicht sein, dass die Stimmbänder angegriffen sind und sich vielleicht gar nicht so schnell wieder erholen?" - „Ja, sicher", erwidert Frau Neuling, „kann schon sein, „aber etwas anderes als ausprobieren können Sie nicht. Entweder es funktioniert oder nicht." - „Ach, es kann auch sein, dass sich dadurch meine Heiserkeit nicht bessert? Kann es eventuell etwas Ernsteres sein als nur eine Halsentzündung?" - „Ja, natürlich, das ist immer möglich. Aber im Moment haben alle Leute eine Erkältung mit Halsentzündung und mehr oder weniger starker Heiserkeit." - „Sie meinen, das Mittel könnte eventuell gar nicht helfen, und ich soll meine Krankheit vielleicht noch ein paar Tage verschleppen, eh ich doch zum Arzt gehen muss?" Herr Furchtsam blickt Frau Neuling mit ängstlichen großen Augen an. „Heiserkeit ist nicht so schlimm, das haben viele, das geht normalerweise von alleine wieder weg!", versucht Frau Neuling ihn zu beruhigen. Herr Furchtsam fasst sich ängstlich immer wieder an den Hals. „Nein", sagt er, „nein, ich lasse mich nicht als Versuchskaninchen behandeln. Ich bin vielleicht dabei, meine Stimme zu verlieren. Da probiere ich nicht ein paar Halslutschtabletten aus. Nein! Vielen Dank!"

Frau Neuling ist an Herrn Furchtsam nicht herangekommen. Die Gedanken des ängstlichen Kunden kreisen immer um sich selbst. Er macht sich Sorgen um seine Gesundheit und befürchtet bei den allerersten Symptomen gleich das Schlimmste. Frau Neuling kann sein Vertrauen nicht gewinnen, weil sie ihm nicht erklärt, warum sie meint, dass die Halslutschtabletten wirklich helfen werden und dass kurzfristige Heiserkeit kein Grund zur Aufregung ist.

Der ängstliche Kunde braucht Zuwendung, weil er sich wirklich ernste Sorgen macht um seine Gesundheit. Er braucht jemanden, der ihn ernst nimmt und dadurch sein Vertrauen gewinnt. Erst dann kann versucht werden, seine Ängste auszuräumen.

Frau Althaas antwortet auf die Bitte des Kunden: „Das hört sich ja schlimm an! Wie lange haben Sie das denn schon?" - „Seit gestern. Im Laufe des Tages sind meine Halsschmerzen immer schlimmer geworden und schließlich war meine Stimme ganz verschwunden." - „Sie haben also auch Halsschmerzen dabei?" - „Ja, und wie!" - „Na dann", antwortet Frau Althaas, „scheint es sich bei Ihnen um eine der im Moment weit verbreiteten Halsentzündungen zu handeln. Dagegen kann ich Ihnen diese Halslutschtabletten empfehlen. Lutschen Sie davon bis zu sechsmal täglich eine Tablette. Die Wirkstoffe dieser Tabletten lassen die Mund- und Rachenschleimhaut abschwellen. Dadurch nehmen die Halsschmerzen ab und Ihre Stimme wird auch wieder stärker werden." - „Sind die auch stark genug? Nicht, dass ich die Halsentzündung jetzt verschleppe und sich meine Stimme überhaupt nicht wieder erholt." - „Nein, das wird nicht passieren", erwidert Frau Althaas. „Ich hatte erst letzte Woche selbst eine solche Halsentzündung. Und in dieser Woche ist alles wieder vergessen. Es wird wohl so sein, dass Sie einige Tage brauchen, um wieder völlig hergestellt zu sein. Aber Sie brauchen sich keine Sorgen zu machen."

Herr Furchtsam vertraut Frau Althaas, weil sie ihn ernst nimmt und ihm zuhört, wie schlimm seine Halsschmerzen sind und wie sehr er unter seiner Heiserkeit leidet. Schließlich überzeugt ihn, dass Frau Althaas selbst auch solche Halsschmerzen hatte und ihr dasselbe Medikament schnell und gut geholfen hat. Der ängstliche Kunde lässt sich schwer durch Fakten und Untersuchungen überzeugen, aber ihn überzeugen Erfahrungsberichte seiner Gesprächspartners.

Wie kommt es bei ängstlichen Kunden zu Schwierigkeiten? Der ängstliche Kunde hat ein übersteigertes Maß an Sicherheitsbedürfnis. Wenn er Ihnen wirklich vertraut, wird er sich vielleicht trauen, die Arzneimittel zu nehmen. Bauen Sie also eine freundliche und stabile Beziehung auf und geben Sie ihm Sicherheit, dann wird er von Ihrer Sicherheit etwas annehmen können. Vermeiden Sie, Nebenwirkungen aufzubauschen, aber erklären Sie ihm vorab, wenn Nebenwirkungen wahrscheinlich auftreten werden, damit er sich nicht erschreckt. Und nehmen Sie ihn ernst, denn ihm ist es das auch.

„Bei Einnahme dieser Tabletten wird sich Ihr Urin verfärben. Das liegt an dem Wirkstoff - das ist völlig normal."

„Ja, es gibt Studien, die zu dem Ergebnis geführt haben. Aber glauben Sie mir, bei Beachtung der Höchstdosis - und die liegt bei acht Tabletten pro Tag - werden Sie keinen Leberschaden bekommen."

Der Eilige

Er hat keine Zeit. Kurz und knapp gibt er seine Anweisungen. Rückfragen und gute Tips jedoch will er nicht hören.

Herr Unruh verlangt von Frau Neuling ein Antazidum: „Aber schnell, ich muss in einer Viertelstunde schon in der Stadt sein." Dabei tritt er von einem Fuß auf den anderen, fasst sich kurz in seine Jackettinnentasche, nimmt die Hand wieder zurück, fasst sich an die Nase und geht einen Schritt zurück, um sich ein bisschen umzusehen. Frau Neuling ärgert sich: Aber schnell - ja was meint der denn? Dass ich sonst herumtrödele? Sie holt ihm das gewünschte Mittel. Sie fragt ihn: „Haben Sie häufiger Magenschmerzen?" „Ja, was meinen Sie, wofür ich die sonst brauche?" Herr Unruh sieht sie kurz an, greift sich wieder in sein Jackett, zieht das

Portemonnaie heraus, klappt es auf, klappt es wieder zu. „Gegen Kopf-schmerzen helfen die wohl nicht, oder?" Frau Neuling erwidert: „Kopf-schmerzen haben Sie auch öfter? Sie scheinen sehr unter Anspannung zu stehen. Glauben Sie nicht, dass es besser für Sie wäre, wenn Sie mal zum Arzt gingen, um das abzuklären?" Herr Unruh antwortet ironisch: „Na gut, dass Sie mir das endlich mal sagen. Was meinen Sie: Ich nehme einen Tag Urlaub, um mich stundenlang zu einem Arzt ins Wartezimmer zu set-zen, und innerhalb von wenigen Minuten bekomme ich von ihm ein Rezept in die Hand gedrückt, auf dem das verordnet ist, was ich mir auch so kau-fen kann. Na, vielen Dank! - Was bekommen Sie jetzt von mir?" Frau Neu-ling schiebt ihm beleidigt die Packung Magentabletten über den Tisch: „7,60 DM bitte!" Der Kunde bezahlt und verlässt eilig den Laden.

Der Eilige hat keine Zeit für zuviel Zuwendung. Er möchte nicht, dass ihm jemand sagt, was er falsch macht oder was er besser machen soll. Durch lan-ges Fragen wird er eher gereizt, als dass man ihm damit helfen könnte. Er ist sehr unruhig. Er bewegt sich schnell und viel, auch während er spricht. Er spricht schnell und unkonzentriert. Und er betont seinen Zeitmangel. Dieser Zeitdruck sollte auf jeden Fall respektiert werden. Das Beratungsge-spräch muss knapp und konkret ablaufen. Das bedeutet aber nicht, dass man ihn nicht beraten sollte, wenn man meint, dass dazu ein Anlass besteht.

Frau Althaas holt Herrn Unruh das gewünschte Mittel. „Hier bitte schön, 20 Magentabletten. Sie wissen ja bestimmt Bescheid. Die Tablet-ten werden bei häufigen Magenschmerzen jeweils eine Stunde nach den Mahlzeiten eingenommen und eine vierte Tablette vor dem Schlafengehen. Wenn Sie auch zwischendurch immer mal wieder starke Beschwerden haben, wäre es gut für Sie, Ihre Magenschmerzen beim Arzt abklären zu lassen. Aber das haben Sie ja bestimmt schon getan." „Nein", antwortet Herr Unruh, „dazu habe ich ja nun gar keine Zeit." „Ja, bei einigen Ärzten muss man lange warten. Aber das sollte einem ein mögliches Magenge-schwür schon wert sein. Übrigens gibt es hier im Ort sehr gründliche Ärzte, die Ihre Termine auch wirklich einhalten." „Ach ja?", sagt Herr Unruh nachdenklich. Schnell sieht er auf seine Uhr. „Wieviel bekommen Sie jetzt?" „7,60 DM", antwortet Frau Althaas freundlich. Der Kunde ver-lässt eilig den Laden.
Zwei Tage später hat Herr Unruh offensichtlich ein wenig mehr Zeit. Er kommt zurück und fragt Frau Althaas, welche Ärzte sie gemeint habe.

Bei nervösen Kunden ist es wichtig, kurz und sachlich zu argumentieren. Gleich in den ersten Worten muss das Wesentliche gesagt sein, sonst hat man keine Chance, seine Beratung an den Mann zu bringen. Frau Althaas schafft es, ihn mit dem Hinweis auf ein mögliches Magengeschwür zu moti-vieren, sein Verhalten zu ändern.

Was ist das Problem im Umgang mit eiligen Kunden? Für ein Beratungsgespräch braucht man ein bisschen Ruhe und Zeit. Das Problem des eiligen Kunden ist, dass er sich die Zeit nicht nimmt, obwohl vielleicht einiges zu seinem Arzneimittel oder zu seiner Krankheit gesagt werden muss. Er zeigt - im Gegensatz zum ängstlichen Kunden - überhaupt kein Sicherheitsbewusstsein. Er nimmt die Arzneimittel, als wenn damit alles wieder in Ordnung wäre. Er betrachtet den Körper als Maschine, die mit Arzneimitteln wieder repariert werden kann. Man kann ihn manchmal mit Holzhammermethoden zum Zuhören bringen, indem man ihm sein Fehlverhalten bewusst macht.

„Sie legen wohl nicht soviel Wert auf Ihre Gesundheit?"
„Ihnen ist es wohl nicht so wichtig, wieder gesund zu werden?"
„Wissen Sie eigentlich, dass 20 % aller Magengeschwüre schon in Ihrem Alter auftreten?"

Der Redselige

Wir kommen nicht zu Wort. Nach fünf Minuten wissen wir immer noch nicht, was er denn eigentlich kaufen will. Vielleicht weiß er es ja auch selbst nicht.

Frau Neuling berät eine ältere Kundin, Frau Redsam, in Bezug auf Körperpflege für trockene Haut. Sie sagt gerade: „Für trockene Haut ist es sehr schädlich mit normaler Seife gewaschen zu werden. Die trocknet die Haut noch mehr aus, und man kann gar nicht nachkommen mit dem Cremen, um den Fett- und Wasserverlust wieder auszugleichen." - „Ja", fällt ihr Frau Redsam ins Wort, „das können Sie wohl laut sagen. Seit Monaten rede ich auf meine Nachbarin ein, sie soll sich doch mal von ihrer Seife trennen. Sie, sage ich Ihnen, hat ja so trockene Haut, dass man glaubt, man hätte ein Reibeisen vor sich." - „Ja, ja", antwortet Frau Neuling. „Das ist bei älteren Leuten häufig so. Früher war es ja auch selbstverständlich Seife zu nehmen. Da gab es ja auch noch nichts anderes..." - „Im Gegenteil", fällt ihr wieder Frau Redsam ins Wort, „früher waren wir stolz überhaupt ein Stück Seife zur Hand zu haben. Wissen Sie, wieviel uns ein Stück Seife wert war? Das kann man heute gar nicht in DM ausdrücken. Wir hatten immer ein klitzekleines Stück Seife hinter der Gardine versteckt. Und nur an ganz besonderen Tagen durften wir die Seife auch benutzen. Ach, ja", seufzt Frau Redsam. „Ja, aber heute", versucht Frau Neuling wieder zu ihrer Waschpflegeserie zurückzukommen. „Ja, heute", antwortet Frau Redsam, „da ist Seife plötzlich nicht mehr gut genug. Ja, warum auch nicht, die Entwicklung geht weiter. Ich zum Beispiel habe jetzt schon seit Jahren diese Waschlotion hier, und ich bin damit sehr zufrieden." Frau Neuling versucht wieder zu Wort zu kommen: „Ja, aber auch diese reinen Waschsyndets trocknen die Haut eher aus. Heute emp-

fiehlt..." „Quatsch, nicht mehr gut genug!", erwidert Frau Redsam. „Seit mindestens drei Jahren benutze ich diese Waschlotion schon und ich bin sehr zufrieden! Sehr zufrieden!" „Ja, wenn Sie damit zurechtkommen...", versucht Frau Neuling wieder zu Wort zu kommen. „Selbst mein Mann", erzählt Frau Redsam weiter, „selbst mein Mann benutzt diese Lotion, und wir sehen keinen Anlass, davon abzurücken."

Frau Neuling kommt nicht so recht weiter. Frau Redsam lässt sie kaum zu Worte kommen, sie schneidet ihr ständig das Wort ab. Sie schweift vom Thema ab und erzählt dabei nur von sich. So kommt man zu keinem ordentlichen Beratungsgespräch.

Frau Neuling hätte sie zwar zunächst reden lassen und ihr interessiert zuhören müssen, dann aber bei sich bietender Gelegenheit das Wort ergreifen sollen, um freundlich, aber bestimmt zu argumentieren. Bei Abschweifungen vom Thema darf sie nicht darauf eingehen, sondern muss sachlich bleiben und sofort zum Thema zurückkommen.

Frau Althaas berät Frau Redsam über Hautreinigung bei trockener Haut. „Benutzen Sie zur Hautreinigung Seife oder ein anderes Reinigungsprodukt?", fragt Frau Althaas. Frau Redsam: „Nein, keine Seife! Von Seife trocknet die Haut ja so fürchterlich aus. Meine Nachbarin, zum Beispiel, hat eine Haut wie ein Reibeisen, aber sie lässt sich nicht überzeugen." - „Ja", antwortet Frau Althaas, „da haben Sie vollkommen recht. Gegen dieses Austrocknen wurden spezielle Pflegeprodukte entwickelt, die zwar den Schmutz von der Haut nehmen, aber die Schutzschicht auf der Haut belassen. Hier zum Beispiel..." „Ja, das kenne ich doch alles. Seit Jahren nehme ich eine Waschlotion und ich komme damit prima klar. Selbst mein Mann, und das will schon was heißen, also selbst mein Mann benutzt diese Waschlotion. Es doch ein viel angenehmeres Gefühl als bei Seife." - „Ja, da kann ich Ihnen nur zustimmen", wirft Frau Althaas ein, „noch besser sind allerdings die speziellen Waschlösungen für die trockene Haut. Auch die Waschsyndets wie Ihre Waschlotion trocknen die Haut aus, weil sie keine rückfettenden Substanzen enthalten. Diese Waschlösung zum Beispiel ist direkt auf Ihren Hauttyp abgestimmt..."

So erreicht Frau Althaas die Kundin, indem sie ihr wohl zuhört und ihre Aussage bestätigt. Aber sie lässt Frau Redsam nicht dazu kommen, lange und abwegige Geschichten zu erzählen, sondern Frau Althaas unterbricht sie bei der ersten Gelegenheit, um wieder zum Thema zurückzukommen. So kann Frau Althaas ihre Beratung an die Frau bringen. Und die Wahrscheinlichkeit ist groß, dass Frau Redsam gerne die spezielle Waschlösung für ihre trockene Haut ausprobieren wird.

Wie kommt es zu Schwierigkeiten bei redseligen Kunden? Redselige Kunden haben ein gesteigertes Kontaktbedürfnis. Sie kommen, um zu erzählen. Das Problem besteht darin, dass wir nicht unendlich Zeit und vielleicht auch keine Lust dazu haben. Wichtig ist es aber trotzdem, zumindest

kurz auf diese Kunden einzugehen. Vielleicht können wir sie auf ein anderes Mal vertrösten?

*„Da ist Ihnen ja etwas passiert! - Ich hole Ihnen eben Ihre verordneten
Arzneimittel. Sie sehen ja, es ist heute viel zu tun."*

Der Schweigsame

Er sagt kein Wort. Still schiebt er uns vielleicht nur sein Rezept über den
Tisch, oder er nennt den Namen seines Arzneimittelwunsches. Reden will er
nicht.

*Herr Still antwortet auf Frau Neulings Frage nach seinem Wunsch: „Was
gegen Husten." Die Antwort kommt ohne ein Lächeln etwas brummig.
Herr Still presst die Lippen wieder aufeinander. Frau Neuling fragt zurück:
„Haben Sie einen Erkältungshusten, der gelöst werden muß, oder einen
trockenen Reizhusten?" Herr Still sieht sie an, als wollte er sie fragen, ob
sie ihm etwas verkaufen will oder lieber Geschichten erzählen. „Erkältung",
antwortet er knapp und brummig. „Haben Sie denn die Erkältung schon
lange?", versucht Frau Neuling es noch einmal. Herr Still zuckt mit den
Schultern. „Mmm", kommt als Antwort. Das kann heißen: Mmm, ja, aber
ist nicht so schlimm. Oder: Mmm, nein, erst seit gestern. Frau Neuling
fühlt sich hilflos. Sie schaut Herrn Still noch einmal erwartungsvoll an,
aber er sagt kein Wort. Schließlich holt sie ihm Brausetabletten zum
Hustenlösen: „Diese Tabletten sollten Sie regelmäßig dreimal täglich einnehmen. Lösen Sie die Tabletten dazu in einem großen Glas Wasser auf."
Herr Still besieht sich die Packung, bezahlt und geht.*

Frau Neuling ist mit diesem Beratungsgespräch nicht zufrieden. Sie hat
während des Gesprächs keine Rückmeldung vom Kunden erhalten. Herr
Still antwortet am liebsten gar nicht, und wenn, nur mit einer knappen
Bemerkung. Ohne Rückmeldung redet man ins Leere hinein. Das Verkaufsgespräch ist darauf ausgelegt, sich am Kunden zu orientieren. Wenn der
Kunde aber keine Orientierung bietet, gerät man ins Schwimmen. Frau Althaas schafft es durch geschickte Fragen, mehr aus Herrn Still herauszube-
kommen.

*Frau Althaas fragt Herrn Still: „Was haben Sie denn für Beschwerden:
eher einen Erkältungshusten der einen trockenen Reizhusten? Eher
tagsüber oder meistens zur Nacht?" Herr Still schaut ganz erstaunt:
Müssen solche Fragen sein? Frau Althaas scheint Gedanken lesen zu
können, denn sie sagt weiter: „Ich muss solche Fragen stellen, damit ich
Sie richtig beraten kann." Herr Still räuspert sich, Frau Althaas hört
gleich aufmerksamzu: „Ich hab eine Erkältung." - „Und wann haben Sie die
meisten Beschwerden mit Ihrem Husten?" „Tja", Herr Still antwortet*

mühsam, „eigentlich den ganzen Tag über." „Dann brauchen Sie also etwas, was Ihren Erkältungshusten löst, damit Sie ihn schneller wieder los sind!?", fragt Frau Althaas noch einmal. Sie versucht die ganze Zeit Blickkontakt zu halten. „Ja, genau", antwortet Herr Still, und er sieht Frau Althaas dabei an.

Durch offene Fragen, d.h. Fragen, auf die man nicht nur mit ja oder nein antworten kann, wird der Kunde dazu gebracht, ein wenig mehr zu antworten und dadurch ein bisschen aufzutauen. Sobald der Kunde redet, hört Frau Althaas ihm interessiert zu. Denn wenn sie jetzt nicht die Ruhe aufbringt zum Zuhören, wird der Kunde sich wieder verschließen und nichts mehr von sich geben. Während des Gesprächs ist Frau Althaas zwar freundlich, aber wird nicht persönlich; sie respektiert den Wunsch des Kunden, nichts von sich zu verraten. Sie bleibt sachlich. Während der Beratung kann sie durch ihre fachliche Qualifikation das Vertrauen des Kunden wecken. Dadurch wird sie ihn dazu bringen, ihr die Information zu geben, die sie für eine gute Beratung braucht.

Welche Schwierigkeit ergibt sich bei dem schweigsamen Kunden? Der schweigsame Kunde scheint keinen Kontakt zu wollen. Dennoch sind für alle Beratungsgespräche Informationen nötig, die der Kunde uns geben muss. Berücksichtigen Sie bei Ihren Fragen, dass er wirklich nur im Notfall antworten möchte.

„Um Ihnen das richtige Arzneimittel zu geben, brauche ich noch ein paar Informationen."
„Dazu muss ich Sie noch etwas fragen."
„Wenn Sie mir nicht sagen, was Sie plagt, kann ich Ihnen nur schlecht helfen."

Schwierigkeiten mit Kunden. Beim Umgang mit allen aufgeführten Kundentypen kommt es während des Gesprächs zu „Ärger". Ärger führt, wie wir wissen, dazu, dass unser Adrenalinspiegel blitzartig in die Höhe steigt. Unser Herz klopft plötzlich gewaltig, und unsere Gesichtsfarbe wechselt von nordeuropäisch-blass zu tomatenrot. In diesem Zustand ist es schwierig, ruhig und besonnen mit den Eigenheiten der Kunden umzugehen. Mit heißen Ohren und geballten Fäusten kann niemand zusammen mit dem Sparsamen ausrechnen, ob die Tagesdosis bei dem einen Mittel 3,14 DM oder bei dem anderen 2,97 DM beträgt. Ich kann auch schlecht dem Arroganten freundlich Aufmerksamkeit zollen, wenn ich dabei wütend denke: *„Was bildest du dir eigentlich ein, wer du bist?"*
Wut und Ärger sind die „natürlichen" Reaktionen auf das uns behindernde Verhalten eines anderen. Wir können aber auch lernen, anders zu reagieren. Dafür ist es notwendig zu üben. Wir können schwierige Situationen im Selbstgespräch, im Rollenspiel und auch in Gedanken immer wieder nachstellen und dabei ausprobieren, welche Reaktionen am besten passen.

Je öfter wir solche Problemfälle nachspielen, desto sicherer werden wir antworten können. Beim Üben prägen sich Formulierungen ein, die sich beim nächsten Ernstfall leicht ins Gedächtnis rufen lassen. Damit werden wir im Umgang mit solchen Schwierigkeiten sicherer.

Das Üben hat den Nebeneffekt, dass unser Ärger beim nächsten Mal verringert wird . Nach und nach lernen wir, während des gesamten Gesprächsablaufs die Kontrolle zu behalten - über uns, unsere Gefühle und schließlich auch über das gesamte Gespräch.

2.3 Die Selbstdarstellung des Apothekenmitarbeiters

Bei der Herstellung einer Beziehung zwischen den Gesprächspartnern eines Beratungsgesprächs spielt nicht nur die Persönlichkeit des Kunden, sondern auch die des Apothekenmitarbeiters eine große Rolle. Schon in der ersten Antwort offenbart sich auch der Mitarbeiter - manchmal ohne es zu ahnen.

Ein Kunde möchte ein bestimmtes Mittel gegen Kopfschmerzen. „Ja gern!", antwortet Frau Althaas und lächelt ihn freundlich an. Dann dreht sie sich um und holt es ihm.

Mit diesem *„Ja, gern!"* vermittelt Frau Althaas ihre Botschaft: *„Ich bin für Sie da! Und es macht mir Spaß!"* Der Kunde freut sich darüber und wird freundlich darauf eingehen.

Ein anderer Kunde überreicht Frau Althaas sein Rezept. Sie nimmt es: „Vielen Dank!", wirft einen kurzen Blick darauf, sieht dann kurz wieder hoch. Dabei lächelt sie den Kunden an: „Einen kleinen Moment, ich hole Ihnen Ihr Medikament!"

Frau Althaas bedankt sich dafür, dass der Kunde ihr das Rezept überlässt. Denn es ist sein Rezept, und er könnte es genauso gut in eine andere Apotheke geben. Das tut er nicht, und das ist ein Grund, ihm dankbar zu sein.

Diese typischen Eröffnungsszenen geben genauer als der erste Eindruck, den der Kunde ja bereits erworben hat, Auskunft darüber, wie der Apothekenmitarbeiter zu ihm steht. Der Kunde macht sich ein detaillierteres Bild von ihm. In dieser Phase fällt die Selbstdarstellung leicht. Schwieriger wird es im weiteren Verlauf des Gesprächs. Denn gerade als Berufsanfänger stellt man sich die Frage: *„Wie stehe ich in den Augen des Zuhörers da?"* Denn man steht nicht als Privatperson hinter dem HV-Tisch, sondern als Vertreter der Apotheke und damit hat man schließlich eine Erwartung zu erfüllen. Glücklicherweise stellt man sich nicht bei jeder Äußerung die Frage. Sonst würde niemand mehr den Mund aufmachen. Trotzdem ist die Frage in vielen Situationen sehr real.

Die Sonnenschein-Apotheke betritt ein ehemaliger Lehrer von Frau Neuling, Herr Rohrstock. Nach freundlicher Begrüßung fragt Herr Rohrstock: „Sagen Sie mal, was halten Sie denn eigentlich von den ganzen Vitaminpräparaten, die es so auf dem Markt gibt. Ist es eigentlich sinnvoll, irgend etwas einzunehmen?" Frau Neuling schluckt, überlegt, errötet. So sicher ist sie sich nicht, was soll sie Herrn Rohrstock erzählen? Was erwartet er von ihr, einen netten Tipp, eine ausführliche Erläuterung aus dem Stegreif? Was weiß er selbst? Will er sie vielleicht nur auf die Probe stellen?

Eine Art Prüfungssituation ist entstanden. Frau Neuling hat Angst, überhaupt den Mund aufzumachen. Alles, was sie sich in Gedanken als Antwort zurechtlegt, beurteilt sie selbst so streng, dass nichts Bestand hat. So antwortet sie gar nicht, errötet, es bricht ihr der kalte Schweiß aus.

Ähnliche Situationen ergeben sich hundertfach in der Apotheke. Man antwortet, und plötzlich hört man eine innere Stimme: *„Was will er denn jetzt eigentlich von mir hören?"* oder *„Was erzählst du denn da? Das glaubt ja kein Mensch!"* Und schon ist man aus dem Konzept gebracht, und man stammelt und fühlt sich so, als könnte man gar nichts mehr sagen. Wie geht man mit der Selbstdarstellungsangst um?

Imponiertechniken. Der Kunde kommt häufig mit der Erwartungshaltung in die Apotheke, dass wir als Gesundheitsberater ihm jede Frage beantworten können. Für manchen ist es ein angenehmes Gefühl, so hoch angesehen zu werden, so dass man dieses Image gerne unterstützt.

Schlecht, wenn man von einer Frage des Kunden auf dem falschen Fuß erwischt wurde und man keine Antwort weiß.

Frau Neuling wird von Herrn Heuschnupf gefragt, ob das Heuschnupfenmittel denn auch gut wirkt. Frau Neuling wird ein bisschen nervös: wie es wirkt, das wird an der Universität erklärt, aber ob es in der Anwendung tatsächlich so gut wirkt, wie die Hersteller sagen? Tja, das weiß sie auch nicht so genau. „Dieses Heuschnupfenspray ist ein ganz neues Produkt mit einem neuartigen Wirkstoff. Dieser Wirkstoff stabilisiert die Mastzellmembran und verhindert so die heftige Mediatorfreisetzung einer allergischen Reaktion. Dadurch treten die unerwünschten Effekte des Heuschnupfens nicht auf." „Ach so ist das!", staunt Herr Heuschnupf mit offenem Mund. Er hat nichts verstanden, aber wer so gelehrt reden kann, muss recht haben.

Eine schwer verständliche Sprache dient nicht dazu, verständliche Erklärungen abzugeben, sondern vor allem, um zu imponieren. Eine andere Imponiertechnik besteht darin, Botschaften über die eigene Person zu senden, die einen in ein gutes Licht setzen. So hätte Frau Neuling auch antworten können:

„Dazu kann ich Ihnen leider nichts sagen. Davon habe ich weder bei meinem Studium an der Freien Universität Berlin, noch bei meinem Forschungsaufenthalt in den USA etwas gehört."

Bei Fragen, zu denen man keine Antwort weiß, kann auch geschickt auf benachbarte Gebiete übergeleitet werden, zu denen man vielleicht etwas zu sagen weiß:

„Zu dieser neuen Wirkstoffgruppe kann ich Ihnen im Moment nichts sagen, aber zu den bewährten Mitteln gibt es eine neue Studie..."

Hin und wieder können solche Methoden zur Selbstaufwertung gut funktionieren. Aber man muss wissen, dass man längst nicht jedem imponieren kann und dass man schließlich als armes Würstchen entlarvt wird, das tatsächlich keine Ahnung hat und nicht ehrlich genug ist, es zuzugeben.

Fassadentechniken. Hierunter fallen die Techniken, die darauf abzielen, die eigene Person hinter der Nachricht zu verbergen. *„Keine Schwächen zugeben! Keine Gefühle zeigen!"* lautet die Devise. Und: *„Ich halt mich da raus!"*

Frau Dolores erzählt Frau Neuling von ihrer Migräne: „Noch heute habe ich so einen Druck im Kopf. Aber gestern hatte ich vielleicht Schmerzen - dass ich es kaum aushalten konnte. Es klopfte und hämmerte in meinem Kopf, dass ich dachte, mein Kopf zerspringt. Gestern war es so schlimm, dass ich mich mehrfach übergeben habe. Ich kann eigentlich gar nicht aus dem Haus gehen." „Ja, Frau Dolores", erwidert Frau Neuling. „Das ist häufig so bei Migräne. Meist beginnt sie mit einer erhöhten Blendempfindlichkeit. Danach stellen sich die pulsierenden Kopfschmerzen ein. Es wird einem schlecht, man muss sich übergeben. Dagegen kann man nur Mittel gegen Übelkeit einnehmen und das, was Ihnen hier der Arzt verschrieben hat. Wir empfehlen Ihnen dabei aber, mit dem Arzt noch einmal Rücksprache zu nehmen."

Frau Neulings Antwort wirkt unpersönlich. Sie gibt nichts von Mitgefühl preis, sondern antwortet schematisch wie aus einem Lehrbuch.
Welche sprachlichen Mittel führen zur Selbstverbergung? Statt Ich-Sätze zu bilden spricht Frau Neuling von „Man", „Wir" und „Es", damit vermeidet sie, von sich selbst zu sprechen.

Herr Grimm streitet wieder einmal mit Frau Neuling. Frau Neuling ist diesmal nicht ganz unbeteiligt. Sie hat schlechte Laune, weil sie wegen Krankheit einer Kollegin Überstunden machen muß. Sie fragt Herrn Grimm: „Warum streiten Sie sich jetzt mit mir? Sie wollen immer das letzte Wort haben."

Auch hier verleugnet Frau Neuling ihren eigenen Ärger und projiziert ihn auf Herrn Grimm. Anstatt sie sich über ihren Ärger Rechenschaft ablegt, beschimpft sie Herrn Grimm. Sie stellt eine Frage, die die Funktion hat, die eigene Meinung hinter dem Berg zu halten und Herrn Grimm dazu aufzufordern, sich selbst zu offenbaren. Sie redet über sein Verhalten, obwohl hinter dieser Aussage ihr eigenes Erleben dieses Verhaltens steht und nicht das Verhalten selbst.

„Ich bin enttäuscht, dass wir uns schon wieder streiten. Ich wollte das eigentlich nicht. Aber ich fühle mich bei Ihnen immer so, als wollten Sie mich bloßstellen."

So oder so ähnlich könnte Frau Neuling zu Herrn Grimm sprechen, wenn sie von ihren Gefühlen sprechen würde, anstatt ihn zu beschimpfen. Vielleicht käme sie das nächste Mal besser mit ihm aus.

Verkleinerungstechniken. Als letztes gibt es noch die Methode, sein Licht unter den Scheffel zu stellen.

Herr Unbill steht vor einer Vielzahl an Multivitaminpräparaten, die ihm Frau Neuling zur Ansicht aus den Schubläden geholt hat. Der Chef, Herr Dr. Nettmann, bearbeitet an der benachbarten Kasse ein Rezept nach. Jetzt steht Herr Unbill vor seinem Berg an Tabletten und kann sich nicht entscheiden: „Und welche sind jetzt die Besten?" Frau Neuling kennt sich auf dem Gebiet der Vitamine schon sehr gut aus, aber sie fühlt sich vom Chef beobachtet und schaut hilfesuchend zu ihm hin. Schließlich antwortet sie: „Da weiß ich nicht so genau Bescheid. Herr Dr. Nettmann kann Ihnen da weiterhelfen."

Was passiert in dieser Situation? Frau Neuling wüßte schon, was sie sagen würde, wenn Herr Dr. Nettmann nicht dabei wäre. Aber er steht daneben, Frau Neuling fühlt sich beobachtet und kontrolliert. Wahrscheinlich hat sie die Erfahrung gemacht, dass sich ihr Chef in ihre Kundengespräche einmischt, ob sie seine Hilfe wollte oder nicht. Und manchmal wurde sie vor dem Kunden bloßgestellt, obwohl sie ihm keinen Schaden angetan hätte. Jetzt rechnet sie auch wieder damit, dass sich Herr Dr. Nettmann einmischen wird. Und bevor er sie in eine peinliche Situation versetzt, gibt sie das Kundengespräch lieber gleich ab.

Herr Dr. Nettmann sieht das natürlich ganz anders. Immer wenn er zufällig zu einem Kundengespräch dazukommt, muss er sehen, dass Frau Neuling völlig unsicher erscheint. Da muss er manchmal das Steuer an sich reißen und das Gespräch übernehmen. Was sollen sonst die Kunden von ihm denken? Auf der anderen Seite hat er jetzt eigentlich weder Zeit noch Lust auf ein Gespräch mit dieser Kundin. Und eigentlich hat er im Büro viel wichtigere Sachen zu erledigen.

Einige Kunden ärgern sich in einer solchen Situation darüber, dass der Chef sich immer einmischen muss. Frau Neuling ist nett und hat es nicht verdient, bloßgestellt zu werden. Wenn sie mal etwas nicht weiß, ergreift sie die Initiative und fragt ihre erfahrene Kollegin.

Andere Kunden, die sowieso lieber vom Chef bedient werden wollten, freuen sich natürlich darüber, dass Herr Nettmann das Gespräch in die Hand nimmt. So reagiert aber nur ein kleiner Teil der Kundschaft.

Die meisten Kunden fühlen sich durch den schnellen Beraterwechsel verunsichert. Hat diese Frau Neuling vielleicht keine Ahnung? Wieso darf sie dann überhaupt in den Handverkauf? Das nächste Mal gehen sie lieber zu jemand anderem.

Was will Frau Neuling denn eigentlich mit ihrer Selbstverkleinerung sagen, denn sie weiß ja sehr wohl Bescheid?

„Herr Dr. Nettmann, geben Sie mir eine Bestätigung! Sagen Sie mir, dass ich gut eine Beratung über Vitamine geben kann, ohne dass Sie mir helfen müssen!"

Vielleicht hat Frau Neuling aber auch schon so lange mit dem Kunden Packungen gewendet und Inhaltsstofflisten gelesen, dass ihr keine überzeugenden Argumente mehr einfallen. Dann sagt sie mit derselben Äußerung:

„Herr Dr. Nettmann, nehmen Sie mir den Kunden ab!"

Beide Botschaften sind verständlich. Aber vor den Augen des Kunden macht Frau Neuling einen schlechten Eindruck, und dieser Eindruck färbt auf die Apotheke ab.

Authentizität. Alle erwähnten Selbstdarstellungstechniken kosten unnötige Energie in einem Gespräch, lenken vom eigentlichen Thema ab und verhindern eine echte Beziehung zwischen den Gesprächspartnern. Sie bieten vielleicht einen kleinen Vorteil für den Augenblick, aber helfen der Beziehung zum Kunden keinesfalls weiter.

Anstatt sich unnötige Gedanken zu machen, wie sieht mich jetzt der andere, wie stehe ich in seinen Augen dar, sollte man versuchen, einfach so zu sein, wie man ist. Das kann man nach einigen Berufsjahren besser als gerade am Anfang, wenn man seine Position noch gar nicht so recht gefunden hat.

Das Schlagwort lautet „Authentizität" oder „Stimmigkeit", wenn es darum geht, zu beschreiben, wie man sich darstellen sollte. Man kann nicht dauerhaft Theater spielen und in unterschiedliche Rollen schlüpfen. Wir stehen hinter dem Verkaufstisch als ganze Menschen nicht als Vertreter irgendwelcher Rollen.

Die Zusammenarbeit des Apothekenteams. Wie die Apothekenmitarbeiter sich selbst darstellen, daraus entsteht der Gesamteindruck der Apotheke. Im normalen Apothekenalltag gibt es immer wieder Situationen, wo der einzelne nicht weiter kommt. Hier ist man auf die Hilfe der anderen Mitarbeiter angewiesen, die bessere fachliche Kompetenz aufweisen oder die mehr Erfahrung haben.

Manchmal steht nicht ein Apothekenmitarbeiter allein einem Kunden gegenüber, sondern neben dem Kunden hört auch noch ein weiterer Apothekenmitarbeiter dem Beratungsgespräch zu. In dieser Situation besteht die Möglichkeit, durch die Zusammenarbeit mehrerer Mitarbeiter ein Beratungsgespräch zu unterstützen oder zu unterbinden.

Frau Neuling versucht gerade Frau Lauer davon zu überzeugen, dass diese Creme gegen Fußpilz genau das Richtige für sie ist. „Die Anwendung dauert ziemlich lang. Sie müssen sie über mehrere Wochen anwenden. Am besten zweimal täglich." Frau Lauer ist skeptisch: „So lange? Und zweimal täglich? Dann wirkt die wohl nicht so stark? Haben Sie nicht etwas Besseres?" Frau Neuling schaut sich hilfesuchend nach Frau Althaas um, die an der Nachbarkasse ein Rezept nachbearbeitet. Frau Althaas sieht auf und bestätigt Frau Neuling: „Meine Kollegin hat Ihnen das korrekt erklärt, Frau Lauer. Die Cremes gegen Fußpilz werden alle über ungefähr zwei Monate angewendet. Das liegt nicht daran, dass der Wirkstoff nicht wirken würde, sondern daran, dass man abwarten muss, bis alle Pilzsporen auskeimen!" Frau Lauer ist nun überzeugt und lässt sich von Frau Neuling die Anwendung noch einmal erklären.

Frau Althaas hört dem Gespräch wohl zu, aber mischt sich nicht ein. Sie gibt erst einen Kommentar, als sie von Frau Neuling durch einen hilfesuchenden Blick darum gebeten wird. Das ist ein gutes Beispiel der Zusammenarbeit.

Es gibt häufig Gelegenheiten, wo ein Mitarbeiter alleine nicht weiterkommt und vielleicht nicht genau Bescheid weiß. Hier ist es für alle Beteiligten gut, wenn derjenige, der nicht weiter weiß, einen anderen um Hilfe bittet und fragt, also wenn er zu seinen Wissenslücken steht. Nur dann kann dem Kunden die optimale Beratung gegeben werden.

Schlecht ist es allerdings, wenn sich ein Kollege ungefragt oder unerwünscht in ein Kundengespräch einmischt.

Herr Dr. Nettmann steht neben Frau Neuling, als sie um Rat bei verdauungsfördernden, blähungstreibenden Tees gefragt wird. Frau Neuling steht suchend vor dem großen Teeregal und lässt ihren Blick über die Vielzahl an Tees schweifen. „Hier der Pfefferminztee - der ist zum Beispiel geeignet bei Magenproblemen. Der beruhigt Magen- und Darmtätigkeit. Er hilft also auch bei Verdauungsbeschwerden." „Ja", antwortet die Kundin, „den habe ich schon probiert. Der reicht mir nicht aus." „Lassen Sie uns mal weitersuchen", sagt Frau Neuling. Herrn Dr. Nettmann kribbelt es in den Fingern: „Gegen Blähungen hilft der Kümmeltee oder die Mischung Anis-Fenchel-Kümmel!" Er kommt zum Regal und nimmt beide Teesorten heraus. Er zeigt sie der Kundin, erklärt ihr die Wirkung und setzt somit das Beratungsgespräch fort. Frau Neuling zieht sich beleidigt und beschämt zurück.

In diesem Fall wünschte weder Frau Neuling noch die Kundin fremde Hilfe. Beide hatten sich darauf eingelassen, gemeinsam den richtigen Tee zu suchen. Als Herr Dr. Nettmann in das Gespräch eingriff, fühlten sich beide gestört. Herr Dr. Nettmann hat es nur gut gemeint. Er hatte Angst, dass Frau Neuling etwas Falsches erzählt und dass die Kundin denkt, hier wisse niemand Bescheid.

Frau Neuling wird durch das Verhalten beschämt und verunsichert. Bei der nächsten Beratung zu Arzneitees wird sie sich gleich umsehen, ob Herr Dr. Nettmann ihr wieder über die Schulter schauen wird, und sie wird ihm die Beratung wahrscheinlich gleich ganz überlassen. Durch dieses Verhalten unternimmt Herr Dr. Nettmann nichts für die Ausbildung seiner Mitarbeiterin, sondern nimmt ihr die Möglichkeit, eigene Erfahrungen zu machen.

Die Kundin ist erschrocken, dass der Chef seine Mitarbeiterin so bloß stellt. Sie hatte gemerkt, dass Frau Neuling wohl noch neu ist, aber das hatte sie nicht weiter gestört. Nachdem Herr Dr. Nettmann aber so barsch ins Gespräch eingegriffen hat, wendet sie sich beim nächsten Mal gleich an den Chef persönlich. Frau Althaas hätte es wahrscheinlich besser gemacht.

Frau Althaas hört und sieht zu, wie Frau Neuling mit ihrer Kundin zusammen einen carminativen Tee suchen. Schließlich greift Frau Neuling den Magentee, der hauptsächlich Bitterstoffdrogen enthält: „Dieser Magentee scheint das Beste für Sie zu sein!" Die Kundin nickt und beide wenden sich zur Kasse, zum Bezahlen. Frau Althaas wendet ein: „Entschuldigung, wenn ich mich einmische. Der Magentee ist sehr gut gegen Völlegefühl und Magendruck. Aber speziell blähungstreibend wirkt der Kümmeltee oder die Anis-Fenchel-Kümmel-Mischung." Frau Althaas zeigt auf die beiden Tees, hält sich aber zurück. Frau Neuling nimmt einen der beiden in die Hand: „Ach, stimmt, ich bin nicht darauf gekommen: Fenchel-Anis-Kümmel - diese Mischung könnte Ihnen noch besser helfen." Frau Neuling führt das Beratungsgespräch fort, und Frau Althaas zieht sich wieder zurück.

Der Entschuldigungswahn. Zur Selbstdarstellung der Apotheke gehört auch, wie man zu Schwierigkeiten im Gesprächsverlauf steht. Einige Rezepte können nicht sofort beliefert werden. Andere Arzneimittel sind außer Handel. Rezepte sind so unleserlich geschrieben, dass man beim Arzt nachfragen muss, was er denn wohl damit gemeint hat. Immer wieder können Kundenwünsche nicht sofort erfüllt werden.

Frau Neuling erhält ein Rezept eines fremden Arztes über Augentropfen, die die Sonnenschein-Apotheke nicht vorrätig hält. Sie kehrt mit eingezogenem Kopf zu dem Kunden zurück: „Entschuldigung, aber die Augentropfen haben wir leider nicht vorrätig. Es tut mir fürchterlich Leid. Ich müsste sie bestellen."

Muss sich Frau Neuling dafür entschuldigen? Wenn sie das tut, gerät sie in den Verdacht, tatsächlich Schuld daran zu haben. Es trifft sie aber keine

Schuld. Das Lager der Apotheke ist auf die umliegenden Ärzte eingestellt, und auch wenn diese ihre Verschreibungspraxis ändern, kann das niemand vorausahnen. Niemand muss sich entschuldigen. Es muss niemandem fürchterlich Leid tun. Wir tun unser Bestes, aber Wunder erfüllen gehört nicht dazu.

Frau Althaas antwortet in solch einem Fall: „Diese Augentropfen haben wir nicht auf Lager. Aber ich kann sie um halb eins hier in der Apotheke haben, wenn ich sie für Sie bestelle."

Bei einer Entschuldigung und der Formulierung, wie Leid es dem Apothekenmitarbeiter tut, zieht er die Schuld tatsächlich auf sich und macht den Eindruck, als könne er etwas dafür, dass der Kunde zunächst leer ausgeht.
Manchmal scheitert die sofortige Belieferung auch an der Unleserlichkeit des Rezepts. Dann trägt der ausschreibende Arzt oder seine Helferin die Schuld. Frau Neuling ist das peinlich:

„Entschuldigung, das Rezept ist nicht eindeutig. Ich werde daraus leider nicht schlau. Ich muss das zunächst mit dem Arzt klären." Aha, denkt die Kundin, die Neue kann es wohl nicht lesen.

Anders Frau Althaas:

„Einen kleinen Moment bitte. Der Arzt hat Ihr Medikament nicht eindeutig bezeichnet. Ich kläre das eben am Telefon." Ach so, denkt die Kundin, da hat der Arzt wohl geschludert. Na ja, der hat ja auch so viel zu tun. Aber da kann die Apotheke nichts dafür.

Entschuldigen Sie sich nicht unterwürfig, sondern treten Sie selbstbewusst auf. Sonst brauchen Sie sich auch nicht zu wundern, dass Sie nicht ernst genommen werden.

2.4 Der Gesprächsstil

Die Persönlichkeit des Apothekenmitarbeiters ist entscheidend für die Ausbildung einer optimalen Beziehung zwischen ihm, dem Verkäufer, und dem Kunden. Je nach Beziehung entwickeln sich unterschiedliche Gespräche, die sich z.B. darin unterscheiden, dass der Kunde in seiner Entscheidung mehr oder weniger gelenkt wird.

Lenkung. Wenn dem Kunden in einem Gespräch keine Entscheidungsfreiheit gelassen wird, so spricht man von einer starken Lenkung des Gesprächs durch den Verkäufer, in unserem Fall durch den Apothekenmitarbeiter.

Nach Correll ist eine starke Lenkung ein Zeichen dafür, dass die „Verkäuferpersönlichkeit" zu unsicher und zu schwach ist, sich auf eine Diskussion mit dem Kunden einzulassen. Ein labiler Verkäufer fühlt sich bedroht und verängstigt und versucht sich zu schützen, indem er eine Fassade der Unnahbarkeit und der Strenge aufsetzt. Denkbar ist, dass er eventuell sein Warensortiment nicht gut kennt und deshalb dem Kunden ein Produkt aufdrängt ohne Argumente nennen zu können oder ihm den Vergleich mit anderen ähnlichen Produkten zu ermöglichen.

In der Apotheke ist meist eine Lenkung des Gesprächs notwendig. Wir müssen eine Entscheidung für den Patienten treffen - nicht weil wir tief im Inneren schwach sind und endlich einmal Recht haben wollen, sondern weil wir uns mit seinen Beschwerden und den Möglichkeiten der Behandlung besser auskennen als der Patient selbst. Durch gezielte Fragen müssen wir den Bedarf des Patienten so genau wie möglich bestimmen, um dann mit guten Argumenten ein geeignetes Arzneimittel anzubieten.

Wenn wir die Entscheidung des Patienten in die richtige Richtung auf das von uns ausgewählte Arzneimittel lenken, dann ist es ein Zeichen unserer sicheren Fachkenntnis und Stärke.

Einräumen von Freiheit. Nach Correll führt eine sehr sichere, selbstzufriedene „Verkäuferpersönlichkeit" dazu, dass jede Lenkung des Gesprächs abgelehnt wird. Dem Selbstzufriedenen ist alles egal. Er wird jeweils den Neigungen und Bedürfnissen des Gesprächspartners nachgeben, ohne einen eigenen Standpunkt zu verfolgen. Eine solche indifferente, gleichgültige Haltung ist in Reinform wohl so selten, wie die der absoluten Lenkung.

In der Apotheke ist es sinnvoll, den Rahmen der Entscheidungsfreiheit des Kunden festzulegen. Wenn wir den Bedarf des Patienten ermittelt haben, können wir den Patienten z.B. wählen lassen zwischen Tropfen oder Tabletten desselben Arzneistoffs oder zwischen pflanzlichen oder chemischen Wirkstoffen vergleichbarer Wirkstärke.

Die Wertschätzung oder Geringschätzung des Kunden. Zu diesem Gegensatzpaar Lenkung - Einräumen von Freiheit kommt noch eine zweite wichtige Eigenschaft der Gesprächsführung, nämlich das Paar Wertschätzung - Geringschätzung.

Bei jedem Kontakt erfahren die Gesprächspartner, wie sie von dem anderen angenommen oder abgelehnt werden. Sympathische Partner werden häufiger die Rückmeldung erhalten: *„Ich stimme mit dir überein!"* als unsympathische. Bei sachlich falschen Behauptungen wird die Reaktion freundlicher ausfallen, wenn ich den Gesprächspartner mag oder achte, z.B.:

„Ich kann Sie gut verstehen. Ich habe bis vor kurzem genauso gedacht."

Wenn ich den anderen nicht ausstehen kann, wird die Antwort anders ausfallen:
„Was erzählen Sie denn da für einen Unfug? Das ist doch völlig falsch! Sie haben ja keine Ahnung!"

Die Gesprächsstile. Durch Kombination dieser beiden Eigenschaftspaare ergeben sich vier Gesprächs- bzw. Führungsstile:
Wenn der lenkende Einfluß mit Geringschätzung kombiniert wird, ergibt sich der bekannte autoritäre Stil. Wird bei gleicher Geringschätzung die Freiheit des anderen nicht eingeschränkt, so führt dies zu einem Verhalten, das als Gleichgültigkeit oder Laissez-faire (frz.: Lassen Sie ihn machen!) bezeichnet wird. Der Verzicht auf Lenkung bei gleichzeitiger Achtung des Partners heißt antiautoritärer Stil. Die Kombination aus Wertschätzung und Lenkung ergibt den partnerschaftlichen Stil.
In den folgenden Beispielen werden diese Gesprächsstile erläutert.

Beispiel Sonnenallergie: *Eine Kundin fragt vor ihrer Reise in den Sommerurlaub: „Ich glaube, ich nehme noch Calcium-Brausetabletten. Die sollen doch gegen Sonnenallergie schützen, oder?"*

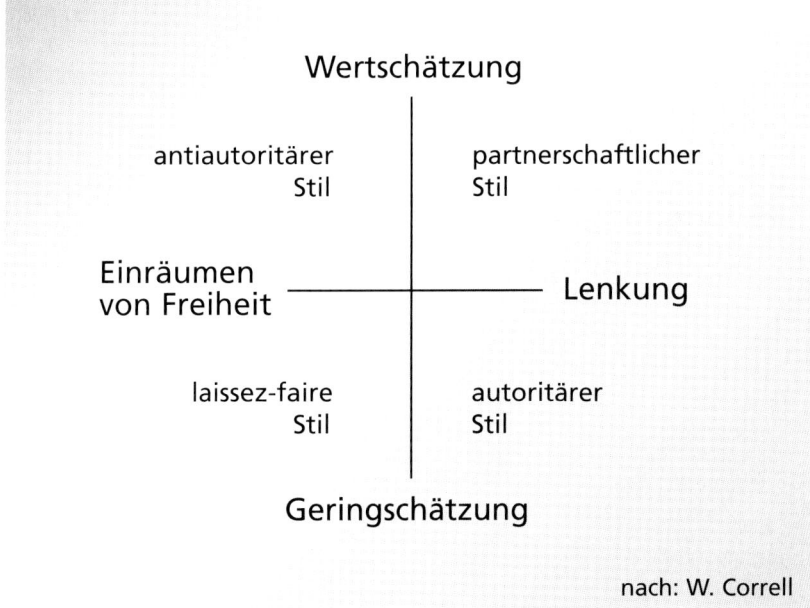

nach: W. Correll

Die autoritäre Antwort lautet: *„Sie lassen das mit dem Calcium sein! Das hilft sowieso nicht."* Die Kundin wird zu einer Entscheidung geführt, auf die sie selbst keinen Einfluß mehr hat. Die Geringschätzung drückt sich darin aus, dass ihr keine Hilfe für ihre Sonnenallergie angeboten wird, sondern sie versteht auf der Beziehungsebene: *„Wenn Sie schon unbedingt in den Urlaub fahren wollen, müssen Sie das in Kauf nehmen. Sie können ja zu Hause bleiben, dann bleiben Sie auch verschont!"*

Die gleichgültige Antwort (Laissez-faire) könnte sich so anhören: *„Ja, nehmen Sie das nur, wenn Sie wollen. Was nicht hilft, kann auch nicht schaden."* In dieser Antwort schwingt mit: *„Es ist mir völlig egal, ob Ihnen geholfen wird oder nicht."*

Die antiautoritäre Antwort: *„Sie wissen am besten, was Ihnen hilft."* Unterschwellig wird die Botschaft vermittelt: *„Ich möchte mich nicht in Ihre Entscheidung einmischen. Sie haben das Sagen."*

Die partnerschaftliche Antwort: *„Die Wirksamkeit von Calcium gegen Sonnenallergie wird wieder angezweifelt, ich kann es also nur eingeschränkt empfehlen, aber wenn Sie vielleicht schon mal gute Erfahrungen damit gemacht haben, würde ich Ihnen trotzdem wieder dazu raten."*

Beispiel Lieferschwierigkeiten: *„Der Doktor hat zwar gesagt, ich soll gleich eine Tabletten davon nehmen, aber heute kann ich nicht noch einmal kommen, um sie abzuholen. Dann komme ich eben morgen früh. Oder können Sie sie mir bringen?"*

„Calcium soll doch gegen Sonnenallergie schützen!"

Wertschätzung

Ja, nehmen Sie nur, wenn Sie wollen. Was nicht hilft, kann auch nicht schaden.	Wenn Sie damit schon mal gute Erfahrung gemacht haben, würde ich Ihnen wieder dazu raten.

Einräumen von Freiheit ———————————— **Lenkung**

Sie müssen wissen, was Ihnen hilft.	Sie lassen das sein. Das hilft sowieso nicht.

Geringschätzung

Autoritär: *„Sie müssen sie heute noch abholen. Wenn Sie nicht noch einmal kommen können, schicken Sie Ihren Nachbarn."*

Laissez-faire: *„Kommen Sie irgendwann vorbei. Die Tabletten werden für Sie zurückgelegt."*

Antiautoritär: *„Wenn Sie wollen, kommen Sie erst morgen. Wir können es Ihnen aber auch vorbeischicken, wenn Sie möchten."*

Partnerschaftlich: *„Sie brauchen es heute noch? Und Sie haben keine Möglichkeit, jemanden zu schicken? Dann bringen wir es Ihnen natürlich vorbei!"*

„Ich kann heute nicht noch einmal kommen, um die Tabletten abzuholen."

Wertschätzung

Wenn Sie wollen, kommen Sie morgen. Wir können es Ihnen aber auch vorbeischicken.	Sie brauchen es heute noch? Dann kann ich Ihnen anbieten, es vorbeizubringen.

Einräumen von Freiheit ———————— **Lenkung**

Kommen Sie irgendwann vorbei. Die Tabletten werden für Sie zurückgelegt.	Sie müssen sie heute noch abholen. Schicken Sie doch Ihren Nachbarn.

Geringschätzung

Der autoritäre Stil. Der autoritäre Stil missachtet die Wünsche und Bedürfnisse des Kunden. Es wird über seinen Kopf hinweg entschieden, ohne dass man ihn als gleichwertigen Partner wichtig nimmt. Auch wenn wir im Kundengespräch manchmal in Situationen geraten, in denen wir uns durch unser Wissen dem Kunden deutlich überlegen fühlen, darf es nicht dazu kommen, dass wir überheblich werden und den anderen geringschätzen. Umgekehrt wollen wir auch nicht in der Bank bei der Anlageberatung oder in der Autowerkstatt von oben herab behandelt werden, weil wir dort nicht Bescheid wissen.

Der Kunde sagt: „Ich brauche etwas gegen meinen Schnupfen." Antwort: „Da nehmen Sie diese Nasentropfen." (ohne weitere Erklärung)

Der Laissez-faire-Stil. Dieser Stil vermittelt die absolute Gleichgültigkeit des Sprechers. Dem Sprecher ist es völlig egal, was dem Kunden widerfährt, ob es nun etwas Positives oder etwas Negatives ist. Es wird nichts über den Kopf des Kunden hinweg bestimmt, sondern er wird führungslos allein gelassen. Der Laissez-faire-Stil ist der am wenigsten geeignete Gesprächsstil für ein Verkaufsgespräch. Es ist so, als würde der Angestellte im Heimwerkermarkt nach einer Frage hämisch grinsen und uns dann achselzuckend im Gang stehen lassen.

Der Kunde sagt: „Ich möchte etwas gegen meinen Schnupfen." Der Apothekenmitarbeiter zieht verächtlich einen Mundwinkel hoch und weist auf die Sichtwahl: „Es gibt hunderte von Arzneimitteln gegen Schnupfen. Sie müssen mir schon genau sagen, was Sie wollen."

Der antiautoritäre Stil. Dieser Geprächsstil will den Kunden nicht beeinflussen, aber der Sprecher meint es immerhin gut mit ihm. Das äußert sich darin, dass jeder Satz mit einem „wie Sie wollen..." endet. Das Problem ist, dass der Kunde häufig nicht selbst entscheiden kann, was das Beste für ihn ist. Er steht hilflos vor dem großen Angebot und wird bei der Auswahl allein gelassen.

Der Kunde sagt: „Ich hätte gerne etwas gegen meinen Schnupfen." Der Apothekenmitarbeiter zählt ihm die Möglichkeiten auf: „Hier haben wir eine Sorte Nasentropfen und hier eine andere. Beide gibt es noch als Spray oder als Pumpspray. Sie können aber auch Schnupfenkapseln haben. Wie Sie wollen!"

Der partnerschaftliche Stil. Der Kunde ist König; also wollen wir ihn hoch achten - das haben wir schon in den ersten Kapiteln erfahren. Im Vergleich der unterschiedlichen Gesprächsstile wird aber auch deutlich, dass wir das Gespräch lenken müssen, d.h. wir wollen den Kunden in einem Beratungsgespräch zu einer sinnvollen Entscheidung lenken.

Offensichtlich kommt nur der partnerschaftliche Gesprächsstil für ein Apothekenverkaufsgespräch in Frage. Beim partnerschaftlichen Umgang wird dem Gegenüber grundsätzlich ein eigener Standpunkt zugestanden, ohne dass darunter die Wertschätzung leidet. Gleichzeitig wird der eigene Standpunkt entschieden vertreten, denn bei aller Wertschätzung darf die Fremdachtung nicht soweit führen, dass die eigene Position aufgegeben wird.

Diesen partnerschaftlichen Stil trifft man nicht so oft an, wie es wünschenswert wäre. Denn oft genug steht für den Apothekenmitarbeiter das Ergebnis schon zu Gesprächsbeginn fest. Er entwickelt seine Lösung nicht mit dem Kunden zusammen, sondern entscheidet über seinen Kopf hinweg. Dabei gilt es vielmehr, mit dem Kunden gemeinsam das Ziel zu formulieren, ihm Vorschläge zu machen und ihm dabei mit Hilfe unseres Wissen zu der geeigneten Lösung zu führen.

Beispiel Beratungsgespräch Schnupfen: *Der Kunde sagt: „Ich brauche irgendwelche Nasentropfen gegen meinen Schnupfen."*
Der Apothekenmitarbeiter antwortet: „Lösungen für die Nase gibt es entweder als altbekannte Tropfen, als Spray in einer Quetschflasche oder als Dosierspray. Welche Form hätten Sie gern? Am effektivsten ist das Dosierspray: hier kommt mit jedem Sprühstoß genau die richtige Menge fein verteilt heraus und kommt so am besten zur Wirkung."

„Ich brauche etwas gegen meinen Schnupfen."

Wertschätzung

Es gibt die Nasentropfen oder die anderen. Beide gibt es auch als Spray oder als Pumpspray. Wie Sie wollen!

Lösungen für die Nase gibt es als Tropfen, als Spray oder als Dosierspray. Ich empfehle Ihnen ein Dosierspray.

Einräumen von Freiheit ──────── Lenkung

Es gibt hunderte von Arzneimitteln gegen Schnupfen. Was hätten Sie denn nun gerne genau?

Da nehmen Sie diese Nasentropfen.

Geringschätzung

2.5 Die Beziehung zwischen den Gesprächspartnern

In der Eröffnungsphase offenbaren sich sowohl der Kunde als auch der Apothekenmitarbeiter. Sie beginnen ein Gespräch und gehen damit eine Beziehung ein. Diese Beziehung lässt sich, wie wir gesehen haben, einmal durch den Gesprächsstil beschreiben. Hier scheint das Gespräch davon abzuhängen, wie der eine Gesprächspartner den anderen lenken will oder nicht und wie hoch oder gering er ihn schätzt. Diese Sicht des Gesprächsverlaufs vernachlässigt die Interaktion der Gesprächspartner: Der autoritäre Gesprächsleiter braucht einen gehorsamen Zuhörer, der partnerschaftliche braucht ein eigenverantwortliches Gegenüber. Unbewusst nehmen wir in jedem Gespräch bestimmte Rollen ein.

Transaktionsanalyse. Im jedem Gespräch spielen wir in gegenseitiger Abhängigkeit unterschiedliche Rollen. Denn z.B. der Gesprächspartner, der autoritär das Gespräch lenkt, übernimmt damit gleichzeitig unbewusst die Rolle des bestimmenden Elternteils gegenüber dem kleinen unwissenden Kind. Jeder von uns entwickelt im Laufe seiner Kindheit Verhaltensweisen, die man als Rollenspiele bezeichnen könnte. Diese Rollenspiele untersucht die Transaktionsanalyse (Thomas A. Harris).

Kindheits-Ich. Als „Kind" verhalten wir uns zunächst gefühlsbetont und auf uns selbst bezogen. Wir werden wütend, wenn wir unseren Willen nicht bekommen. Wir betteln und schmollen. Wir können uns ausgelassen freuen und das auch zeigen. Dieses Verhaltensmuster „Kind" bleibt auch als Erwachsener in uns erhalten. Die Transaktionsanalyse nennt dieses Grundmuster „Kindheits-Ich". Im Kindheits-Ich stecken noch alle Gefühle und Reaktionen eines Kindes. Es enthält drei Grundhaltungen:

- das natürliche Kindheits-Ich: ausgelassen, verspielt, spontan
- das angepasste Kindheits-Ich: brav, unterwürfig
- und das rebellische Kindheits-Ich: trotzig, aufsässig, patzig, wehleidig.

„Die Tabletten sind Ihnen zu groß zum Schlucken? Dann nehmen Sie doch einfach zwei halbe!" (Natürliches Kindheits-Ich)

„Ja, ich werde gleich zu Hause eine Kapsel nehmen." (Angepasstes Kindheits-Ich)

„Wenn die Grippetabletten helfen sollen, dann dürften Sie ja wohl nie krank sein!" (Rebellisches Kindheits-Ich)

„Mir kann gar nichts mehr helfen!" (Rebellisches Kindheits-Ich)

„Rotlicht soll ich nehmen? Ich tue alles, was Sie sagen, wenn es vielleicht hilft." (Angepasstes Kindheits-Ich)
„Gegen Falten hilft doch nur eins: nicht alt werden!" (Natürliches Kindheits-Ich)

Eltern-Ich. Das Kind imitiert im Laufe seiner Entwicklung die Verhaltensweisen seiner Eltern. Als „Eltern" hebt es nun selbst den Zeigefinger und legt die Stirn in Falten. Es bewertet Handlungen und stellt seine Regeln auf.

Das Eltern-Ich enthält alles das, was uns unsere Eltern jemals vermittelt haben: Ermahnungen, Gebote und Verbote, Rollenerwartungen, Normen, Lebensweisheiten, Hilfe und Behütung. Das Eltern-Ich hat zwei Aspekte: das fürsorgliche und das kritische Eltern-Ich.

„Ja, ja, die Jugend von heute kann nicht einmal mehr Kopfrechnen!" sagt Herr Rohrstock, als Frau Neuling zum Taschenrechner greift. (Kritisches Eltern-Ich)

„Passen Sie auf, dass Sie sich nicht auch erkälten in dem Durchzug hier!" (Fürsorgliches Eltern-Ich)

„Und nehmen Sie die Tabletten auch regelmäßig ein, damit es Ihnen bald besser geht!" (Fürsorgliches Eltern-Ich)

„Und vergessen Sie die Tabletten nicht wieder, sonst werden Sie nie gesund!" (Kritisches Eltern-Ich)

„Und wickeln Sie sich heute Abend in eine warme Decke und trinken Sie dazu einen heißen Erkältungstee, dann fühlen Sie sich schon morgen wieder gut." (Fürsorgliches Eltern-Ich)

Erwachsenen-Ich. Schließlich sollte jedes Kind sich soweit entwickeln, dass es als „Erwachsener" mit einigem Abstand seine eigene Situation beurteilen kann. Es hat gelernt, die Welt selbst zu analysieren, in dem es die richtigen Fragen stellen kann und sich so eine eigene Meinung bilden kann. Dieses Verhalten wird als Erwachsenen-Ich bezeichnet.

Das Erwachsenen-Ich überprüft realistisch die Tatsachen und vergleicht sie mit den Impulsen aus Eltern- und Kindheits-Ich. Ein gut ausgebildetes Erwachsenen-Ich lässt nur Normen und Wertsetzungen des Eltern-Ichs durch, die auch heute noch Bestand haben, und nur Reaktionen des Kindheits-Ichs, die der Situation angemessen sind. Das Erwachsenen-Ich ist sachlich, informierend, feststellend, analysierend. Es macht einen durch und durch vernünftigen Eindruck.

„Das ist eine ernste Angelegenheit. Damit sollten Sie zum Arzt!" (Erwachsenen-Ich)

„Hiervon werden dreimal täglich, also etwa alle acht Stunden, zwei Tabletten eingenommen. Dann wird ein optimaler Wirkstoffspiegel im Blut erreicht und damit auch die stärkst mögliche Wirkung." (Erwachsenen-Ich)

„Wann treten die Beschwerden im Laufe des Tages auf?" (Erwachsenen-Ich)

„Wie lange haben Sie diesen Hautausschlag schon?" (Erwachsenen-Ich)

Die Transaktionsanalyse geht davon aus, dass in jedem von uns diese drei Persönlichkeitsinstanzen vorhanden sind und sich im Gespräch zu Wort melden können: Das Eltern-Ich, das Kindheits-Ich und das Erwachsenen-Ich. Alle drei Bestandteile sind gleich wertvoll und gehören zu einer vollwertigen Erwachsenenpersönlichkeit. Je nach Schwerpunkten und Ausprägung der unterschiedlichen Ich-Aspekte entwickeln sich unterschiedliche Umgangsmuster.

Transaktion. Sobald eine Person redet, wendet sich ein bestimmter Ich-Zustand des Senders an einen entsprechenden Ich-Zustand des Empfängers. Dabei ist es so, dass Botschaften des Eltern-Ichs immer an das Kindheits-Ich des Empfängers gerichtet ist und umgekehrt. Das Erwachsenen-Ich spricht den Gesprächspartner auf derselben Ebene an.

„Sie müssen diese Tabletten aber auch wirklich regelmäßig einnehmen!" (Eltern-Ich an Kindheits-Ich)
- *„Ja, ja, das will ich auch tun!"* (Angepasstes Kindheits-Ich)

„Haben Sie vielleicht mal ein Glas Wasser für mich?" (Erwachsenen-Ich) - *„Ja, gern, ich hole Ihnen eines!"* (Erwachsenen-Ich)

„Ja, ja, die Jugend von heute kann nicht einmal mehr Kopfrechnen!" sagt Herr Rohrstock, als Frau Neuling zum Taschenrechner greift. (Kritisches Eltern-Ich)
- *„Ach ja, zu Ihrer Zeit gab es wohl nur Kopfrechengenies?"* (Trotziges Kindheits-Ich)

„Passen Sie auf, dass Sie sich nicht auch erkälten in dem Durchzug hier!" (Fürsorgliches Eltern-Ich)
- *„Ja, ich werde sofort das Fenster hinten schließen."* (Angepasstes Kindheits-Ich)

„Und nehmen Sie die Tabletten auch regelmäßig ein, damit es Ihnen bald besser geht!" (Fürsorgliches Eltern-Ich)
- *„Ich bin noch immer wieder gesund geworden. Auch ohne die Hilfe von Euch Quacksalbern!"* (Trotziges Kindheits-Ich)

„Wie lange haben Sie diesen Husten schon?" (Erwachsenen-Ich)
„Seit zwei Wochen bestimmt schon." (Erwachsenen-Ich)
„Dann sollten Sie damit zum Arzt gehen. (Erwachsenen-Ich)
Sie hören sich wirklich schlimm gut an!" (Fürsorgliches Eltern-Ich)
- *„Na, so schlimm ist es nun auch wieder nicht!"* (Rebellisches Kindheits-Ich)

Probleme entstehen in Gesprächen meistens dann, wenn einer von beiden aus seiner Erwachsenen-Rolle fällt, z.B. einen Eltern-Ich-Ton anschlägt. Ohne dass dem Gesprächspartner der Grund dafür bewusst würde, ärgert er sich plötzlich: *„Wie redet der überhaupt mit mir? Was soll das denn jetzt? Das geht den gar nichts an!"* Und er wird mit einem trotzigen Kindheits-Ich-Ton den Streit aufnehmen.

Umgekehrt reagiert man auf ein kindliches Verhaltensmuster vielleicht mit Ärger: *„Warum soll ich hier für ihn Verantwortung übernehmen?"* oder *„Was lässt der sich jetzt so hängen?"*

Im Erwachsenen-Ich gibt es fast nie Probleme, sich zu verständigen. Gute Gespräche können vollständig im Erwachsenen-Ich ablaufen, dann sind sie rein sachlich, wenn auch vielleicht etwas trocken. Sobald Ärger droht - aus welchem Anlass auch immer, hilft es manchmal darauf zu achten, in der Erwachsenen-Ich-Rolle weiter zu sprechen und von allen bevormundenden oder überfürsorglichen Redewendungen Abstand zu nehmen.

Also: Ein partnerschaftlicher Umgangsstil sollte seinen Schwerpunkt auf dem Erwachsenen-Ich haben. Teile des natürlichen Kindheits-Ichs (Humor, Fröhlichkeit!) geben dem Gespräch Farbe und Leichtigkeit. Das fürsorgliche Eltern-Ich bringt die Zuwendung zum Patienten, aber nicht zuviel!

3

Die Information

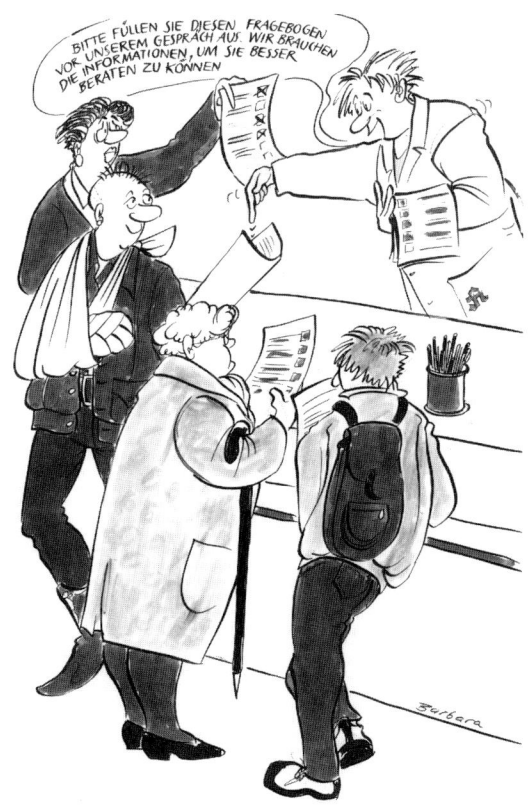

Nachdem das Gespräch eröffnet ist, wird der Kundenwunsch ermittelt. Diese Phase heißt auch Informationsphase, denn es müssen Informationen gesammelt werden, die schließlich den Apothekenmitarbeiter in der Funktion des Beraters oder Verkäufers in die Lage versetzen, die richtige Empfehlung oder eine gute Beratung zu geben. So gesehen ist sie die wichtigste Phase im Gespräch, denn sie entscheidet über die Qualität der nachfolgenden Beratung.

Nach der Begrüßung fragt Frau Althaas die Kundin: „Bitte schön?" „Ich brauche unbedingt etwas gegen meinen Husten. Können Sie mir da etwas empfehlen?" antwortet die Kundin. Frau Althaas fragt zurück: „Was haben Sie denn für Beschwerden? Ist es eher ein Erkältungshusten oder ein trockener Reizhusten?" „Tja", antwortet die Kundin, „also beides. Ich bin schon seit ein paar Tagen erkältet, und die Erkältung ist mir jetzt auf die Bronchien geschlagen. Aber richtig Abhusten kann ich nicht, der Husten sitzt ganz fest." Frau Althaas fragt weiter: „Und wie sieht es abends und zur Nacht aus?" „Ach, ganz schlimm!" antwortet die Kundin. „Ich kann lange nicht einschlafen wegen diesem andauernden Hustenreiz, und gestern bin ich sogar wach geworden vom Husten."

Ein Beratungswunsch eines Kunden ist häufig ganz allgemein formuliert. Es fallen Schlagwörter wie Husten, Schnupfen, Erkältung, Krampfadern, Fußpilz u.s.w. - allgemeine Indikationen, die aber nicht einheitlich zu behandeln sind. Durch geeignete Fragen werden die Informationen in Erfahrung gebracht, die für eine genauere Einteilung der Symptome von Bedeutung sind. In dieser Informationsphase sollte der Apothekenmitarbeiter die Kundenwünsche vollzählig erfahren, um einen Überblick über den Gesamtbedarf des Kunden zu bekommen. Dabei wird der Kunde sich häufig erst beim Aussprechen und Aufzählen seiner Probleme oder Wünsche sich dessen bewußt.

Wenn der Kunde etwas von seinen Symptomen erzählt, sei es zur Einleitung oder auf spezielle Fragen hin, so ist es entscheidend, richtig zuzuhören. Das klingt banal, ist es aber nicht. Wir werden sehen, was mit dem „Richtigen Zuhören" gemeint ist.

3.1 Das Fragen

Die Phase der Informationssammlung fällt in einem durchschnittlichen Gespräch mit dem Kunden viel zu kurz aus. Das liegt unter anderem daran, dass wir nicht genug und nicht die richtigen Fragen stellen. Nur durch geschicktes Fragenstellen können wir die Informationen erhalten, die für eine gute Beratung notwendig sind.

„Einmal zwanzig Kombialgin!", wünscht die Kundin. Kombialgin, überlegt Frau Neuling, das habe ich ja noch nie gehört. Sie tippt den Namen des

gewünschten Mittels auf der Rechnertastatur: Tatsächlich, es gibt ein Mittel mit diesem Namen, und es ist sogar vorrätig. Frau Neuling fragt die Kundin: „Möchten Sie 10 oder 20 Tabletten?" Die Kundin fragt zurück: „Gibt es nicht noch eine größere Packung?" - „Nein", antwortet Frau Neuling. „Die Zwanziger ist doch bestimmt günstiger, oder?", fragt die Kundin. Frau Neuling nickt und rechnet ihr den Preisvorteil aus. „Na, dann nehme ich die 20 Stück. Wieviel macht das?" Die Kundin bezahlt und verlässt die Apotheke.

In diesem Gespräch hat die Kundin mehr Fragen gestellt als Frau Neuling. Frau Neuling gibt bereitwillig die Auskunft, die ihr zur Verfügung steht, und nach dem Gespräch hat sie ein gutes Gefühl: sie hat der Kundin Informationen darüber gegeben, welche Packungsgrößen angeboten werden und welche Packung günstiger ist.

Fragen zur Packungsgröße, zum Preis oder zur Arzneiform werden häufig gestellt, wenn man eine Beratung zu den Inhaltsstoffen oder zum Nutzen vermeiden möchte. Dabei gehören sie erst an den Schluss eines Beratungsgesprächs, wenn wir genau wissen, was der Patient braucht. Doch das wissen wir noch nicht, solange wir den Patienten noch nicht danach gefragt haben.

Das gilt in besonderem Sinne für Frau Neuling, die viele Arzneimittelnamen noch nie gehört hat. Sie kann erst dann gut beraten und die dafür richtigen Fragen stellen, wenn sie genug Erfahrungen mit den Arzneimittelwünschen der Kunden gesammelt hat. Sie braucht wenigstens eine Ahnung davon, was sich hinter dem Arzneimittelnamen „Kombialgin" verbergen könnte.

Als Berufsanfängerin fällt es ihr eventuell leicht, Fragen zu stellen, weil sie sich eingesteht, dass sie noch nicht alles wissen kann. Anders sieht es aus bei den erfahrenen Mitarbeitern im Handverkauf. Sie glauben die Arzneimittel in der Selbstmedikation so gut zu kennen, dass sie schlicht vergessen nachzufragen, was der Kunde davon weiß.

„Ich hätte gern 20 Aspirin", „ ... einen Mucosolvan-Saft", „ ... eine Heparin-Salbe" - wenn ein Patient ein konkretes Arzneimittel wünscht, gehen wir meist davon aus, dass er dieses Mittel gut kennt und es richtig anwendet.

Frau Neuling ist sich sicher, dass die Kundin besser Bescheid wusste als sie selbst. Aber kann sie da so sicher sein?

Frau Althaas fragt die Kundin: „Kombialgin, ein Schmerzmittel - gegen welche Schmerzen nehmen Sie das Mittel ein?" „Gegen Schmerzen?", fragt die Kundin zurück. „Also, ich nehme es immer gegen Erkältung. Das hat mir mal meine Nachbarin empfohlen. Jetzt habe ich so ein Kratzen im Hals, da wollte ich es mal vorbeugend nehmen."

Die Kundin, die nach dem Schmerzmittel fragt, kennt sich mit diesem Arzneimittel nicht so gut aus, wie wir annehmen. Im Gegenteil wendet sie es gegen Beschwerden an, die damit gar nicht behandelt werden können. Vielleicht hat sie den Namen des Mittels in einer Werbung aufgeschnappt und hat nur in Erinnerung, dass es „bei Erkältung gut tut". Möglicherweise wendet sie es aber auch seit langer Zeit regelmäßig und missbräuchlich an. Durch die richtige Frage können wir mit dieser Patientin in ein Beratungsgespräch kommen, in dessen Verlauf wir ihr ein geeigneteres Mittel empfehlen können.

Manchmal scheint die Indikation selbstverständlich. Trotzdem sollten wir nachfragen, ob der Kunde sie auch tatsächlich kennt. Die einfache Frage „Wogegen mehmen Sie das Arzneimittel?" wirkt manchmal so, als wollten wir den Kunden abfragen oder als wüssten wir tatsächlich selber nicht, wogegen das Arzneimittel eingesetzt wird.

Mit einer abgewandelten Frage nach den Beschwerden kommt man aber leicht in ein Beratungsgespräch hinein, bei dem abgeklärt werden kann, ob das Arzneimittel richtig oder falsch angewendet wird:

„Nehmen Sie die ASS-Tabletten gegen Kopfschmerzen?" - „Wieso fragen Sie? Helfen die Tabletten etwa nur gegen Kopfschmerzen? Ich nehme sie gegen Zahnschmerzen. Ich habe nämlich morgen einen Termin beim Zahnarzt. Dann soll mir der Zahn gezogen werden, der jetzt so weh tut..."

„Sie nehmen die Nasentropfen, um besser Luft durch die Nase zu bekommen?" - Ja, aber ich glaube, das hilft gar nicht. Jetzt nehme ich es schon bestimmt seit drei Monaten, und es wird gar nicht besser..."

„Sie brauchen also einen Saft zum Hustenlösen?" - „Ja, ich möchte endlich mal wieder durchschlafen können. Dieser ständige Husten lässt mir keine Ruhe!"

„Nehmen Sie die Salbe gegen Fußpilz? - „Ja, ich habe da eine Stelle am Fußnagel, die gar nicht abheilen will..."

Kommt ein Kunde mit der Bitte zu Ihnen: „Geben Sie mir etwas gegen... (oder für...)" ergibt sich leichter ein Beratungsgespräch. Aber auch hier können wir nicht auf ein Stichwort loslaufen, um zu zeigen, was wir z.B. gegen „Husten", „Schnupfen" oder „Mückenstiche" auf Lager haben.

Eine Kundin spricht mit Frau Neuling: „Ich brauche unbedingt etwas gegen Mückenstiche!" Frau Neuling antwortet eifrig: „Ja, sicher, da kann ich Ihnen etwas empfehlen!" und dreht sich um und rennt zu den Schüben. Sie kommt mit einem antihistaminhaltigen Gel und einer Creme wieder zurück. „Hier haben wir etwas Gutes gegen Mückenstiche. Möchten Sie es als Creme - sie lässt sich angenehmer verteilen - oder als Gel? Das Gel kühlt gleichzeitig und wirkt deshalb doppelt!" „Nein", antwortet die Kundin, „zur Behandlung der Mückenstiche habe ich noch etwas aus dem letzten Jahr. Was ich brauche, ist etwas, was die Mücken abhält." „Ach so", antwortet Frau Neuling, dreht sich um und läuft wieder los, um mit einem chemischen Repellent zurückzukommen. „Hier haben wir ein sehr

gutes Mittel, was die Mücken abhält. Bei einem Test in einer unserer Zeit-
schriften, hat dieses Mittel am besten abgeschnitten." „Ja, aber", ant-
wortet die Kundin, „kann man das denn auch bei Säuglingen anwenden?
Mein Kind ist erst drei Monate alt. Und die Mücken fallen jede Nacht dar-
über her, als wollten sie es auffressen." „Nein", sagt Frau Neuling schon
etwas enttäuscht, „für Säuglinge wird das Mittel nicht empfohlen. Da
kann ich Ihnen etwas anderes zeigen." Sie dreht sich sofort um und läuft
nach hinten...

Aber das pflanzliche Repellent ist der Kundin nicht sicher genug, und
schließlich verlässt sie die Apotheke ohne Kauf auf der Suche nach einem
Mückennetz für das Kinderbett.

Schon bei den ersten Worten der Kundin macht sich Frau Neuling ein Bild
davon, was sie wohl möchte. Aber sie versäumt nachzufragen, ob sie die
Kundin auch richtig verstanden hat. Ein erstes Missverständnis: Sie möchte
keine Salbe zur Behandlung der Mückenstiche, sondern ein Repellent. Ein
zweites Missverständnis: Das Mittel ist nicht für die Kundin selbst, sondern
für ihren Säugling. *„Warum hat sie das nicht gleich gesagt?"*, denkt sich
Frau Neuling, aber warum hätte sie es sagen sollen, sie wurde schließlich
nicht danach gefragt!

Frau Althaas fragt sofort nach:
„Sie möchten eine Salbe zur Behandlung der Mückenstiche oder etwas
zur Mückenabwehr?" - (Das geht aus dem Wunsch der Kundin nicht ein-
deutig hervor.)
„Wollen Sie das Mittel selbst anwenden?" - (Nicht nur in diesem Fall wer-
den Kinder anders behandelt als Erwachsene.)
„Wollen Sie es im Haus oder im Freien anwenden?" - (Im Haus bestehen
noch die zusätzlichen Möglichkeiten Raumspray und Moskitonetz.)
„Ist es zur Anwendung hier oder im Urlaub?" - (Mücken in weit entfernten
Ländern lassen sich durch unsere Repellents nicht abschrecken.)

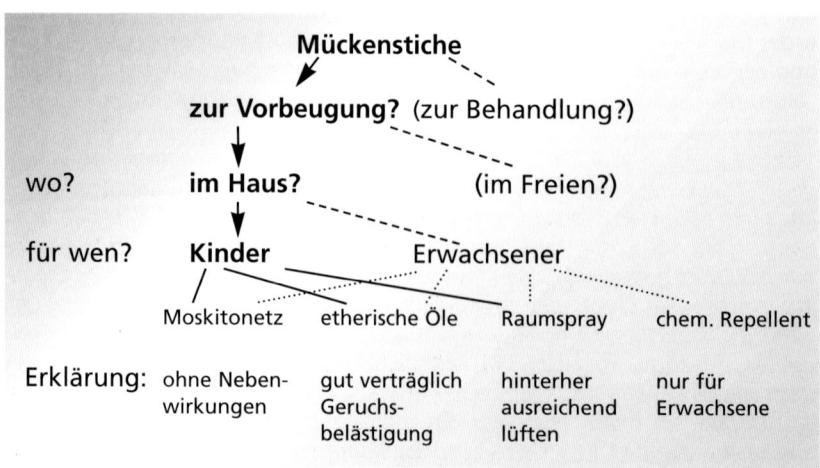

An dieser Stelle des Gesprächs müssen ausreichend Fragen gestellt werden, um tatsächlich zu dem „richtigen" Arzneimittel für den Kunden zu kommen. Wir müssen so lange fragen, bis unsere Empfehlung feststeht. Erst dann können wir darauf eine gute Beratung aufbauen.

Fragen in der Selbstmedikation. Für jedes Beratungsgespräch lässt sich ein schematischer Ablauf entwickeln.

„Wogegen wollen Sie das Arzneimittel anwenden?"

Kunden mit festem Präparatewunsch scheinen keine Beratung zu benötigen. Durch eine Frage nach dem Anwendungsgebiet des gewünschten Arzneimittels lässt sich schnell abklären, ob der Kunde tatsächlich Bescheid weiß und nur eine schnelle Belieferung erwartet oder ob er unsicher ist in seiner Selbstmedikation und unsere Beratung gerne annimmt.

Bei Kunden, die etwas gegen konkrete Beschwerden oder für eine Indikation wünschen, ist genauso erst das Anwendungsgebiet abzuklären. Eine Frage an dieser Stelle verhindert Missverständnisse in Fällen wie „etwas gegen Mückenstiche" (antiallergische Salbe oder Repellent?), „etwas gegen Husten" (zum Hustenlösen oder zum Hustenstillen?), „etwas gegen meinen Schnupfen" (abschwellende Nasentropfen oder Sekretolytikum?) u.a.m.

„Wer will das Arzneimittel anwenden?"

Bevor wir überlegen, welches Mittel gegen welche Beschwerden in Frage kommt, müssen wir die Frage abklären, für wen das Arzneimittel bestimmt ist.

Eine Kundin möchte einen Hustensaft. „Sie brauchen also etwas zum Hustenlösen?", fragt Frau Neuling. Die Kundin nickt. Frau Neuling fährt fort: „Dann würde ich an Ihrer Stelle aber keinen Saft einnehmen. Ich empfehle Ihnen die Tropfen. Der Saft ist so niedrig dosiert, dass Sie als Erwachsener nur zwei Tage damit auskommen. Die Tropfen reichen für fünf Tage, und so lange sollten Sie sie auch durchnehmen." „Ich habe gar keinen Husten", antwortet die Kundin. „Der Hustensaft ist für meine Tochter."

Wir gehen schnell davon aus, dass der Mensch, der uns gegenüber steht, die Arzneimittel für sich kauft. Fast jeder ist schon einmal darauf hereingefallen, dass sich erst mitten im Beratungsgespräch herausgestellt hat, dass der Kunde nicht der Patient ist. Um solche Missverständnis zu vermeiden, muss gleich am Anfang des Gesprächs diese Frage geklärt werden.

„Ich hätte gern ein Mittel gegen Fieber und Schmerzen." - Frau Althaas nickt und fragt zurück: „Ist das Mittel für Sie?"

Manchmal ergibt sich die Antwort nebenbei.

Als Antwort auf die Frage „Gegen welche Beschwerden wollen Sie das Mittel einnehmen?" erwidert der Kunde: „Ich habe gar keine Beschwerden. Es ist für meinen kranken Nachbarn."

„Was haben Sie für Beschwerden?"

Jetzt wissen wir, wer krank ist, und haben eine Ahnung davon, wogegen das Arzneimittel wirken soll. Um zu entscheiden, welches Arzneimittel für den Patienten in Frage kommt oder ob er vielleicht doch in die Hände eines Arztes gehört, ist es jetzt an der Zeit, nach den genauen Beschwerden zu fragen und die Eigendiagnose des Patienten abzuklären.

„Ich brauche Augentropfen gegen Bindehautentzündung." „Gern", antwortet Frau Althaas. „Was haben Sie denn für Beschwerden?" „Hier, sehen Sie selbst. Meine Augen sind ganz rot. Ich habe das Gefühl, als wäre darin Sand. Sie brennen und tränen die ganze Zeit." Frau Althaas nickt: „Ja, ich sehe es. Haben Sie denn etwas ins Auge bekommen? Kann vielleicht ein Fremdkörper, ein Sandkorn zum Beispiel, die Ursache sein?" „Nein, nein", antwortet der Kunde. „Es ist mir nichts ins Auge geflogen. Ich glaube eher, dass ich letztens Zug abgekriegt habe. Im Auto war das Fenster auf..." „Ja, das ist ein häufiger Grund für eine Bindehautentzündung. Wie lange haben Sie die Beschwerden schon?", fragt Frau Althaas jetzt. „Seit gestern Morgen. Ich bin damit quasi aufgewacht", überlegt der Kunde. Frau Althaas fragt weiter: „Leiden Sie häufig unter Bindehautentzündung?" „Nein, ich kann mich nicht daran erinnern, wann ich so etwas das letzte Mal hatte." „Nun, dann nehmen Sie diese Augentropfen. Tropfen Sie davon morgens und abends je einen Tropfen in jedes Auge. Morgen sollten die Beschwerden schon deutlich besser sein. Wenn nicht, gehen Sie bitte zum Augenarzt."

Der Patient hat wahrscheinlich wirklich eine unkomplizierte Bindehautentzündung, die mit den entsprechenden Augentropfen morgen schon abgeheilt ist. Um zu einer sicheren Empfehlung in der Selbstmedikation zu gelangen, fragt Frau Althaas

„Was haben Sie für Beschwerden?"
„Was könnte die Ursache für Ihre Beschwerden sein?"
„Wie lange haben Sie schon die Beschwerden?"
„Haben Sie diese Beschwerden häufig?"

Damit versucht sie zunächst die Symptome zu erfassen und abzuklären, wie lange und wie häufig der Patient die Beschwerden hat. Je nachdem, wie stark die Beschwerden des Patienten sind und wie lange oder wie oft er schon selbst daran „herumbehandelt" hat, entscheidet sich, ob der Patient zum Arzt geschickt wird oder zunächst ein Behandlungsversuch in der Selbstmedikation möglich ist.

Wichtig ist hier auch die Frage nach einer möglichen Ursache für die Beschwerden. Neben der „einfachen" Bindehautentzündung z.B. durch

Zugluft könnte die Augenreizung auch in Folge einer Erkältung, durch starke Sonneneinstrahlung und Verblendung („Verblitzung"), durch eine allergische Reaktion, durch eine verminderte Tränenproduktion („Trockenes Auge"), durch eine Fremdkörperverletzung und andere schwerwiegendere Ursachen ausgelöst sein. Sobald die Ursache zweifelhaft ist, kommt eine Selbstmedikation nicht oder nur für wenige Tage in Frage.

Für jede Indikation müssen unterschiedliche Fragen gestellt werden. Fachbücher zur Beratung in der Selbstmedikation stellen die verschiedenen Themen umfassend dar (z.B. Braun u. Schulz, Bornkessel u. Hamacher).

„Ich hätte gern ein Mittel zum Abführen." „Was haben Sie denn für Beschwerden?", fragt Frau Althaas. „Ach wissen Sie", antwortet die Kundin. „Ich kann so oft morgens nicht auf die Toilette gehen. Und da dachte ich, diese pflanzlichen Mittel sind doch sicher problemlos einzunehmen..." Frau Althaas fragt weiter: „Wie oft pro Woche haben Sie denn Stuhlgang?" Die Kundin antwortet: „Nur alle drei Tage, das ist doch wohl zu wenig, oder?" „Zweimal pro Woche - das gilt nicht als Verstopfung, sondern es ist ein normaler Rhythmus. Was frühstücken Sie meist?", fragt Frau Althaas. „Morgens habe ich immer wenig Zeit. Es reicht meist nur für ein Toastbrot." „Und was essen Sie als Hauptmahlzeit?" „Da koche ich nur wenig. Wissen Sie, ich wohne alleine. Und für eine Person kochen - das lohnt sich doch gar nicht." Frau Althaas nickt: „Wenn Sie, wie ich heraushöre, relativ wenig Ballaststoffe zu sich nehmen ..." „Ich habe mir schon Vollkornbrot gekauft", fällt die Kundin Frau Althaas ins Wort. „ ...und wenn Sie wenig trinken, dann hat Ihr Darm einfach weniger zu tun und kann sich zwei, drei Tage Zeit lassen."

Patienten mit Wunsch nach Abführmitteln glauben meist, dass ein Stuhlgang pro Tag für die „Entgiftung des Körpers" notwendig sei. Von einer Verstopfung spricht man allerdings erst dann, wenn eine Darmentleerung seltener als zweimal pro Woche stattfindet, vorausgesetzt es treten keine zusätzlichen Symptome auf, wie z.B. Völlegefühl, Krämpfe oder Schmerzen. Das heißt, viele der vermeintlichen Verdauungsprobleme bedürfen gar keiner Behandlung.

Bei einer Darmverstopfung sind mögliche Ursachen abzuklären. Der häufigste Grund ist wohl eine zu geringe Menge an Ballaststoffen in der Nahrung und eine zu geringe Flüssigkeitszufuhr. Als weitere Ursachen kommen in Frage Bewegungsmangel, Stress, Ortswechsel (z.B. Urlaub, Krankenhausaufenthalt), der Missbrauch von Abführmitteln, unerwünschte Arzneimittelwirkungen (z.B. Antacida, Antidepressiva, Antihypertonika, Eisensalze u.a.m.), aber auch eine Reihe von krankhaften Veränderungen des Verdauungssystems, die in ärztliche Behandlung gehören.

„Gibt es freiverkäufliche Schlafmittel?", fragt eine alte Dame. „Ja, die gibt es. Was haben Sie denn für Beschwerden?", fragt Frau Althaas. Die Kundin überlegt eine Weile und sagt dann leise: „Seit Wochen kann ich abends nicht mehr einschlafen. Ich liege dann stundenlang wach. Und morgens habe ich das Gefühl, kein Auge zugemacht zu haben." Frau Alt-

haas nickt verständnisvoll: „ Sie sagen seit einigen Wochen. Wissen Sie, was der Auslöser für Ihre Schlaflosigkeit sein könnte?“ Die Kundin blickt betreten auf den Boden. „Ach wissen Sie, seitdem mein Mann tot ist...“

Dadurch, dass Frau Althaas nach den Ursachen für die Schlaflosigkeit fragt, kommt sie der dahinterliegenden Depression auf den Grund. Anstatt der Kundin ein Schlafmittel zu verkaufen, kann sie jetzt versuchen zu ermitteln, ob sie nur unter einer leichteren Depression leidet, die sie in der Selbstmedikation behandeln kann, oder unter einer schweren Depression, die in ärztliche Hände gehört.

„Ich brauche ein Mittel gegen Sodbrennen“, fordert ein übergewichtiger Kunde. „Ja, gern“, antwortet Frau Althaas. „Was haben Sie denn für Beschwerden?“ „Na, Magenschmerzen, sonst wäre ich ja nicht hier“, grummelt der Mann zurück. „Wann treten die Schmerzen auf, auf nüchternen Magen oder nach den Mahlzeiten?“, fragt Frau Althaas unbeirrt weiter. „Vor allem nach den Mahlzeiten, wenn ich zuviel gegessen habe“, antwortet der Kunde schon etwas bereitwilliger. „Und wo genau tut es Ihnen dann weh?“, fragt Frau Althaas. Der Mann hält sich die Hand an die Brust: „Na hier. Und gestern war es so schlimm, dass mir sogar noch der linke Arm weh tat.“

Weil Frau Althaas nachdrücklich nachhakt, kann sie erkennen, dass der Mann wahrscheinlich nicht unter Sodbrennen, sondern unter Angina-pectoris-Beschwerden leidet. Sie schickt den Patienten zum Arzt. Die Magentabletten hätten ihm sowieso nicht geholfen.

„Was haben Sie schon gegen Ihre Beschwerden unternommen?“

Die Eigendiagnose ist nun bestätigt und wir halten eine Selbstmedikation für möglich und sinnvoll. Nun könnten wir eigentlich gleich loslaufen, um unsere Empfehlungen aus den Schubladen zu holen.

Nachdem sie die Eigendiagnose abgeklärt hat, sagt Frau Neuling: „Gegen Ihre Beschwerden kann ich Ihnen etwas Gutes empfehlen“, und holt eine Arzneimittelpackung aus dem Sichtwahlregal. „Dieses Mittel ist das Stärkste, was ich Ihnen ohne Rezept geben kann. Auch wenn Sie zum Arzt gingen, würde er zunächst das hier verschreiben...“ „Ach das, das nehme ich seit einer Woche ein. Das hat bei mir nicht geholfen.“

Bevor wir etwas empfehlen, müssen wir wissen, was der Patient bereits gegen seine Beschwerden unternommen und eingenommen hat. Eventuell hat er bereits ein Arzneimittel angewendet, was ihm gut geholfen hat. Dann ist es einfach für Sie, auf diesen Erfolg aufzubauen und in der Behandlung weiter zu machen. Vielleicht hat er aber auch alle empfehlenswerten Mittel aus Ihrer Apotheke ohne Erfolg ausprobiert. Dann werden Sie ihn zum Arzt schicken wollen. Bedenken Sie, dass er dort auch schon gewesen sein könnte.

Ziel all dieser Fragen ist es, sich ein genaues Bild von den Beschwerden des Kunden zu machen, um seinen Bedarf nach einer Behandlung kennenzulernen.

Notwendige Informationen zu:	Mögliche Fragen:
Indikation	„Wogegen wollen Sie das Mittel einnehmen?" „Gegen welche Beschwerden benötigen Sie das Arzneimittel?" „Welche Beschwerden wollen Sie damit behandeln?" „Nehmen Sie das Arzneimittel gegen ...?"
Patient	„Für wen ist das Arzneimittel?" „Ist das Arzneimittel für Sie?"
Art der Beschwerden	„Was haben Sie für Beschwerden?"
Dauer der Beschwerden	„Seit wann haben sie die Beschwerden?" „Wie häufig haben Sie die Beschwerden?"
Bisherige Behandlungsversuche	„Was haben Sie bisher gegen Ihre Beschwerden unternommen?"

Es ist hilfreich, sich gemeinsam im Apothekenteam zu jeder Indikation die notwendigen Fragen und die dazugehörigen Fallunterscheidungen zu überlegen. Die Ergebnisse können tabellarisch festgehalten werden. Hier können alle Apothekenmitarbeiter über ihre Empfehlungen diskutieren, um Vorteile und Nachteile unterschiedlicher Produkte gegeneinander abwägen. Schließlich sollten gemeinsam Empfehlungen formuliert werden, um für die Apotheke eine konstante Qualität in der Beratung anzustreben.

Manchmal können sich nicht alle Mitarbeiter auf ein einziges Produkt einigen. Aber in der Diskussion darum erfahren die anderen die Argumente des Kollegen und wissen, was ihm wichtig ist. Auf die Kundenaussage: „Das hat mir letztes Mal Ihr Kollege empfohlen...", werden wir dann das Produkt vielleicht kennen.

Auch nach der Entscheidung für ein Arzneimittel sind noch Fragen zu stellen, z.B. zur Abklärung von Kontraindikationen, zur Arzneiform und schließlich zur Packungsgröße.

Fragen bei der Rezeptbelieferung. Ein Beratungsgespräch in der Selbstmedikation ergibt sich häufig von selbst, weil der Kunde mit einer Fragestellung zu uns kommt und uns um Hilfe bittet. Eine Beratung in der Rezeptbelieferung kann nach einem sehr ähnlichen Schema ablaufen. Meist fragt der Patient aber nicht danach, sondern wir müssen ihm eine Beratung aktiv anbieten. Auch hier ist es notwendig, die richtigen Fragen zu stellen.

„Für wen ist das verordnete Arzneimittel?"
„Ist das Rezept für Sie?"

Durch den Namen und das Geburtsdatum auf dem Rezept ist häufig schnell eine erste Zuordnung möglich. Viele Kunden sind sicher auch mit Namen bekannt. Aber sobald wir den Kunden nicht persönlich kennen, müssen wir damit rechnen, dass der Kunde vor uns jemand anderes ist als der Patient, z.B. die Schwester, der Freund, die Nachbarin oder der Nachbar usw.

„Gegen welche Beschwerden bekommen Sie das Arzneimittel verordnet?"

So einfach sich diese Frage liest, so schwierig ist sie zu stellen. Denn wer das fragt, scheint das Arzneimittel und seine Anwendung nicht zu kennen - er scheint keine Ahnung zu haben.
Dabei kann man aus dem Rezept allein nicht automatisch auf die Erkrankung des Patienten schließen.

Frau Neuling gibt dem Kunden seine Metoprolol-Tabletten: „Hier, bitte schön, Ihre Blutdruck-Tabletten. Sie wissen Bescheid über die Anwendung? Regelmäßig einnehmen! Sie wissen sicherlich, es ist eine lebenslange Therapie!" - „Ach", antwortet der Kunde, „nein, das wusste ich nicht. Der Arzt hat mir gesagt, dass ich die Tabletten zunächst ein halbes Jahr lang nehmen soll. Und Probleme mit meinem Blutdruck habe ich eigentlich noch nie gehabt!"

ß-Rezeptorenblocker werden häufig zur Behandlung des Bluthochdrucks eingesetzt. Aber deshalb können wir nicht selbstverständlich davon ausgehen, dass der Patient Hypertoniker ist.

„Bitte schön, Ihre Blutdrucktabletten." „Wieso Blutdrucktabletten? Ich nehme sie fürs Herz. Mein Blutdruck ist immer normal. Wenn Sie sagen, die Tabletten wirken auf den Blutdruck - sind das dann überhaupt die richtigen für mich?"

Bevor wir den Patienten verunsichern, sollten wir ihn besser fragen, wogegen er sein Medikament einnehmen soll. Dadurch beugen wir Missverständnissen vor.

„Hier sind Ihre Metoprolol-Tabletten", sagt Frau Althaas. „Gegen welche Beschwerden bekommen Sie sie verordnet?" „Wie bitte?", fragt der Kunde zurück. „Das wissen Sie nicht. Ich dachte, Sie seien die Fachfrau?" „Dieses Arzneimittel wird bei unterschiedlichsten Beschwerdebildern eingesetzt. Ich frage Sie, um Sie richtig beraten zu können. Wogegen wird es in Ihrem Fall eingesetzt?" Der Kunde dreht die Arzneimittelpackung in seinen Händen. „Ach so", murmelt er, „das wusste ich nicht. Ich dachte diese Tabletten würden nur gegen Migräne helfen."

Je nachdem gegen welches Beschwerdebild das Arzneimittel verordnet wurde, schließt sich ein spezielles Beratungsgespräch an. ß-Rezeptorenblocker z.B. werden meistens über einen längeren Zeitpunkt regelmäßig eingenommen, aber auch hier gibt es ausnahmsweise die Möglichkeit der kurzfristigen Einnahme.

„Der Arzt hat Ihnen Propranolol-Tabletten verordnet. Gegen welche Beschwerden nehmen Sie sie ein?" - „Ich bin in den letzten Wochen so furchtbar aufgeregt, dass ich vor lauter Herzklopfen weder essen noch schlafen kann. Wissen Sie, in der nächsten Woche habe ich nämlich meine Abschlussprüfung. Ich kann an nichts anderes mehr denken."

Indikationen für ß-Blocker

Hyperkinetisches Herzsyndrom
Hypertone Regulationsstörungen
Funktionelle Herz-Kreislauf-Beschwerden
Arterielle Hypertonie
Angina pectoris
Tachykarde Herzrhythmusstörungen
Langzeitbehandlung nach Herzinfarkt

Chronische Herzinsuffizienz (Carvedilol)

Thyreotoxikose

Primäres Angstsyndrom (Propranolol)
Essentieller Tremor

Migräneprophylaxe (Propranolol, Metoprolol)

Aus der Kombination zweier Arzneimittel, wie z.B. Sekretlöser und Antibiotikum, oder aus der Fachrichtung des verordneten Arztes (Antibiotikum vom Facharzt für Urologie) kann hin und wieder auf die Art der Beschwerden geschlossen werden. Trotzdem ist es sinnvoll, die Frage nach der Indikation zu stellen. Denn mit Hilfe dieser Frage kommen wir schnell mit dem

Patienten in ein Gespräch über seine Beschwerden, über seinen Leidensdruck oder z.B. seinen Zweifel an der Therapie. Möglicherweise erfahren
wir auch, dass der Patient gar nicht so recht weiß, was dieses Arzneimittel
nun eigentlich bewirken soll. Die Antworten helfen uns, im nachfolgenden
Gespräch mögliche Probleme mit der Arzneitherapie aufzugreifen und den
Patienten vom Nutzen der Therapie zu überzeugen.

„Gegen welche Beschwerden nehmen Sie das Schmerzmittel ein?"
*„Der Arzt hat Ihnen ein Antibiotikum verordnet. Wogegen nehmen Sie es
ein?"*
*„Der Arzt hat Ihnen ein Spray gegen Atemnot aufgeschrieben. Nehmen
Sie es gegen Asthmaanfälle ein?"*
*„Bitte schön, Ihre Tropfen für den Magen. Haben Sie zur Zeit Probleme mit
dem Magen?"*

„Bekommen Sie das Arzneimittel zum ersten Mal?"
„Bekommen Sie dieses Arzneimittel regelmäßig?"

Auf die Abklärung der Indikation schließt sich die Frage an, ob der Patient
das Arzneimittel zum ersten Mal bekommt oder ob er bereits Erfahrungen
damit gesammelt hat.
Wenn ein Medikament zum ersten Mal verordnet wird, benötigt der Patient grundsätzliche Informationen zur Therapie, z.B. zur Dosierung, zum
Einnahmezeitpunkt, zur Kombinationen mit Mahlzeiten usw.
Bekommt ein Patient sein Arzneimittel zum wiederholten Mal, kann das
nachfolgende Beratungsgespräch speziell auf die Probleme und Erfahrungen des Patienten eingehen.

*„Was hat Ihnen der Arzt dazu gesagt, wie oft Sie das Arzneimittel
anwenden sollen?"*
„Wie häufig nehmen Sie das Arzneimittel ein?"
„Wie wenden Sie das Arzneimittel an?"

Durch diese Frage können Sie abklären, ob der Patient über die Dosierung, über die Häufigkeit und die Art der Anwendung informiert ist.
Wenn Sie diese Fragen stellen, warten Sie nicht wie ein Prüfer auf die richtige Antwort des Patienten, sondern helfen Sie, wenn möglich, selbst mit
der notwendigen Information aus.

*„Was hat Ihnen der Arzt gesagt, wie oft Sie das Penicillin einnehmen sol-
len?", fragt Frau Althaas. Die Kundin antwortet unsicher: „Ja, Moment...
Er hat etwas dazu gesagt..." „Die übliche Dosierung ist dreimal täglich...",
versucht Frau Althaas auszuhelfen. „Ja genau, dreimal täglich - das hat
der Arzt auch gesagt."*

*„Wie oft sollen Sie die Tropfen einnehmen?" - „Dazu hat der Arzt nichts
gesagt. Ich soll mir den Beipackzettel durchlesen, hat er gesagt. Darin*

würde die Dosierung stehen." „Dann wollen wir mal gemeinsam in die Packungsbeilage sehen."

Der Patient darf sich hierbei auf keinen Fall ausgefragt vorkommen. Die Frage ist vor allem dazu gedacht, den Patienten darauf aufmerksam zu machen, dass er zu Hause Bescheid wissen muss, wie er sein Arzneimittel anwenden soll. Damit bieten wir dem Patienten unsere Hilfe an, offen gebliebene Fragen zu klären.

Wenn der Patient sein Arzneimittel regelmäßig einnimmt, kann die Frage nach der Dosierung offenbaren, dass der Patient sein Arzneimittel gar nicht mehr nach der verordneten Dosis einnimmt, sondern „nach Gefühl" mehr oder weniger anwendet. Hier können im nachfolgenden Gespräch die mangelnde Zufriedenheit über die Arzneimittelwirkung oder die Angst vor Nebenwirkungen zum Thema werden.

„Wie kommen Sie mit dem Arzneimittel zurecht?"
„Wie bekommt Ihnen das Arzneimittel?"
„Wie geht es Ihnen mit diesem Arzneimittel?"

Wenn die bisherigen Fragen noch nicht ausgereicht haben, um mit dem Patienten in eine Beratung einzusteigen, kann die direkte Frage nach den Erfahrungen mit dem Arzneimittel oder nach der Zufriedenheit mit der Arzneimittelwirkung weiterhelfen.

Auch hier hilft die Antwort, mögliche Probleme in der Arzneitherapie aufzudecken und sobald wie möglich zu lösen.

Gerade bei der wiederholten Verordnung einer Dauertherapie gehen wir häufig davon aus, dass der Patient über seine Arzneitherapie Bescheid weiß, dass er sich gut auskennt und keine weitere Beratung braucht. Die Erfahrungen der Pharmazeutischen Betreuung belegen jedoch, dass gerade auch in einer Dauertherapie viele Probleme auftreten können, die einen Therapieerfolg verhindern. Die Probleme können über lange Zeit unbemerkt bleiben, wenn man nicht danach fragt!

„So bitte schön, Ihre Blutdrucktabletten. Sie kennen sich ja damit aus, oder?" - „Ja, ja", antwortet der Patient. „Ich nehme sie schließlich schon seit fast zwei Jahren. „Wie nehmen Sie die Tabletten eigentlich ein?" „Jeden Morgen eine", antwortet der Patient zögernd. „Und wie kommen Sie damit zurecht? Wie sind Ihre Blutdruckwerte jetzt?" „Ach, immer noch zu hoch", druckst der Patient herum. „Nehmen Sie jeden Morgen eine Tablette?", fragt Frau Althaas. „Ich weiss, dass es ziemlich schwierig ist, regelmäßig daran zu denken." - „Ja, ja", antwortet der Patient, „also manchmal vergesse ich sie auch. Ziemlich oft sogar."

„Der Arzt hat Ihnen ein Dosieraerosol gegen die Entzündung in Ihrer Lunge verordnet. Kennen Sie sich damit aus?" „Ja, selbstverständlich. Ich bekomme das schon seit einigen Monaten", antwortet der Patient. „Dann wissen Sie selbstverständlich auch, dass man das Spray regelmässig anwendet", fragt Frau Althaas zurück. „Wie oft nehmen Sie das Arznei-

mittel?" Der Patient erwidert: „Ich brauche es zum Glück nicht so oft. Ich weiß, der Arzt hat gesagt, dass ich es morgens und abends anwenden soll. Aber es hilft gar nicht so gut wie das andere. Also nehme ich es nur, wenn es mir schlecht geht."

Durch Fragen können wir jedem Patienten unsere Beratung anbieten. Wenn wir in jedem Gespräch versuchen, die angesprochenen Fragen zu stellen, erfahren wir, welcher Patient sein Arzneimittel zum ersten Mal einnimmt und eine ausführlichere Information zur Therapie benötigt. Im Verlauf der Fragen erfahren wir aber auch, ob der Patient, der seine Arzneimittel schon eine lange Zeit anwendet, Rat und Hilfe bei seiner Arzneimitteltherapie benötigt. Wir können seinen Beratungsbedarf erst einschätzen, wenn wir ihm eine Beratung anbieten und ihn fragen. Damit erreichen wir in jedem Beratungsgespräch einen Mindeststandard, der ausreicht, um den Patienten in seiner Therapie zu unterstützen.

Wenn uns und dem Patienten der „Standard" nicht ausreicht, ist es in solch einem Gespräch leicht ihm anzubieten, ihn in seiner Therapie zu betreuen.

Die Fragetechnik. Neben dem Inhalt der Fragen spielt die Fragetechnik eine entscheidende Rolle. Das Beratungsgespräch kann durch geschickte Fragen gelenkt und dadurch zum Erfolg geführt werden. Grundsätzlich gibt es zwei Frageformen, nämlich die geschlossene Frage und die offene Frage. Die geschlossene Frage ist mit einer kurzen Entgegnung beantwortet, häufig ja oder nein; die offene Frage fordert, dass der Gefragte etwas erzählt, also eine längere Antwort gibt.

Offene Fragen. Offen heißen Fragen, wenn sie nicht mit ja oder nein beantwortet werden können. Sie heißen auch W-Fragen, weil sie meistens mit einem Fragewort (wer, wo, wann, ...) beginnen, oder öffnende Fragen, weil man mit ihnen ein Gespräch oder ein Thema eröffnen kann.

„Was haben Sie für Beschwerden?"
„Wie oft haben Sie die Schmerzen?"
„Wann ist Ihr Husten am schlimmsten?"
„Welche Anforderungen stellen Sie an das Arzneimittel?"
„Wozu brauchen Sie den Alkohol?"
„Für wen sind die Arzneimittel?"
„Was erwarten Sie vom Arzneimittel?"

Mit solchen Fragen kann man ein Gespräch beginnen. Der Kunde gibt als Antwort Informationen heraus. Wahrscheinlich hat er sich bereits Gedanken zu seinen Bedürfnissen gemacht. Er sollte seine Gedanken frei entwickeln dürfen, damit er die Gelegenheit hat, alles was ihm wichtig erscheint, gleich am Anfang loszuwerden. Auf diese Informationen kann man dann weiter eingehen.

Vor allem der schweigsame Kunde muss mit offenen Fragen angesprochen werden, damit er nicht nur das Thema, sondern sich selbst öffnet.

Ein Kunde möchte gern ein Kopfschmerzmittel. „Was machen Sie denn sonst gegen Ihre Kopfschmerzen?", fragt Frau Neuling. „Ich lasse es ruhiger angehen, schone mich, wo ich nur kann und warte ab, bis sie wieder vorbeigehen. Aber wenn ich noch viel erledigen muss und es nicht aushalte, nehme ich halt eine Tablette." „Dann machen Sie es genau richtig!"

Geschlossene Fragen. Geschlossene Fragen sind dazu geeignet, konkrete Informationen zu erhalten und Einzelheiten zu erfahren. Es sind häufig ordnende Fragen oder auch Verständnisfragen.

Beispiele für den Einsatz geschlossener Fragen finden wir im Kapitel „Kundentypen" bei dem Besserwisser. Frau Althaas stellt folgende Fragen:

„Sie haben Angst davor, dass diese chemischen Wirkstoffe mehr schaden als nützen?"
„Sie bevorzugen also pflanzliche Arzneimittel?"
„Ist es Ihnen wichtig, dass sich der Husten schnell löst, damit Sie bald wieder Ihre Ruhe haben?"

Der Besserwisser wird mit geschlossenen Fragen zu einer eindeutigen Stellungnahme geleitet. Ja oder nein. Mit der geschlossenen Frage bekommt man den Gesprächspartner zu fassen. Er kann sich nicht mehr durch neue Einwände aus dem Gespräch herauswinden. Sie beendet auch weitere Abschweifungen, z.B. beim Kundentyp „Der Redselige".

Die Frage unterbindet den Gedankenfluss beim Gesprächspartner. Deshalb sollte sie auf keinen Fall häufig bei schweigsamen oder schüchternen Kunden eingesetzt werden. Wenn man einen solchen Kunden endlich dazu gebracht hat, etwas zu erzählen, kann man mit einer falschen, in diesem Fall geschlossenen Frage, den Redefluß wieder zum Stillstand bringen.

Frau Neuling fragt den Kopfschmerzkunden weiter: „Haben Sie denn oft Kopfschmerzen?" (geschlossene Frage) *„Nein", antwortet der Kunde, „nicht oft." Frau Neuling muss nachfragen: „Wie oft ist nicht oft?"* (offene Frage) *„Ach", antwortet der Kunde, „nicht öfter als einmal im Monat. Eigentlich immer dann, wenn ein neuer Auftrag zu uns hereinkommt und wir uns auf das Neue umstellen müssen." „Kann es sein", fragt Frau Neuhaus, „dass die Kopfschmerzen immer bei Stress auftauchen?"* (geschlossene Frage) *„Ja, da haben Sie wohl recht. Das ist mir noch gar nicht so klar gewesen..."*

Alternativ-Fragen. Die Alternativ-Fragen sind Abwandlungen der geschlossenen Fragen. Auch hier ist die Antwort vorgegeben. Die Antwort heißt hier aber nicht „ja" oder „nein", sondern „entweder" oder „oder". Mit einer solchen Frage wird der Kunde um eine Entscheidung gebeten, wobei ihm die Wahlmöglichkeiten genannt werden.

„Möchten Sie das Hustenmittel in Tropfenform oder als Tabletten?"
„Reicht Ihnen die kleine Packung zur kurzfristigen Anwendung oder brauchen Sie die Größere?"

Die Frage hat den Vorteil gegenüber der offenen Frage, dass die konkreten Alternativen genannt werden. Denn eine andere Frage, wie z.B.: *„In welcher Form hätten Sie denn gerne das Hustenmittel?"* führt eigentlich zwangsläufig zur Gegenfrage: *„In welcher Form gibt es das denn?"* Oder: *„Wieviel Tabletten möchten Sie denn?"* - Gegenfrage: *„Welche Packungsgrößen gibt es denn?"*

Frau Neuling fragt den Kopfschmerzkunden weiter: „Können Sie denn genau sagen, wo es Ihnen wehtut oder haben Sie eher einen diffusen Kopfdruck?" „Eher ein allgemeiner Kopfdruck." „Ihre Kopfschmerzen hören sich tatsächlich nach sogenannten Spannungskopfschmerzen an. Hier wäre es möglich durch Entspannungsmethoden, wie Autogenes Training, dem vorzubeugen." „Daran habe ich auch schon gedacht. Und Sie meinen, das hilft tatsächlich auch gegen Kopfschmerzen?"

Ein zweiter Vorteil ist, dass diese Frageform selten zu Ablehnungen führt. Der Gefragte antwortet selten: *„Weder das eine, noch das andere!"* Das lässt sich - in Grenzen - ausnutzen.

Der Kunde ist noch unschlüssig, obwohl Frau Neuling die besten Argumente hervorgebracht hat und sich sicher ist, dass dieses Präparat das Beste für den Kunden darstellt. Sie geht über den bestehenden Zweifel des Kunden einfach hinweg und fragt: „Wollen Sie gleich die Fünfziger oder erst mal die Zwanziger zum Probieren?" Der Kunde entscheidet sich für die Zwanziger.

Der Kunde wird mit der Alternativfrage zu diesem Zeitpunkt von seinen Zweifeln abgelenkt, und er beginnt statt über den Sinn des Arzneimittels über die Packungsgröße nachzudenken. Dadurch wird er überrumpelt und möglicherweise ärgert er sich zu Hause darüber, dass Frau Neuling ihm das Mittel aufgeschwatzt hat. Ist es aber ein gut wirksames Mittel, dass ihm sofort hilft und ihm seine Schmerzen nimmt oder seinen Husten löst, dann wird der Kunde froh sein, dass ihm Frau Neuling die Entscheidung abgenommen hat. Kommt diese Frage zum falschen Zeitpunkt oder in einer ungeschickten Art und Weise, wird der Kunde das Gespräch abbrechen und ohne Einkauf die Apotheke verlassen.
Für die Wirkung der Frage ist es entscheidend, in welcher Reihenfolge die Alternativen angeboten werden.

„Wollen Sie gleich die Fünfziger oder erst mal die Zwanziger zum Ausprobieren?"

Der Kunde wird sich mit Sicherheit für die kleinere Packungsgröße entscheiden, weil sie, dadurch dass sie nach hinten gesetzt wird, ihm quasi in den Mund gelegt wird.

„Wollen Sie die Zwanziger oder die preisgünstigere Großpackung?"

Mit großer Wahrscheinlichkeit wird der Kunde sich für den Preisvorteil entscheiden, auch wenn er dadurch mehr bezahlen muss als bei der kleineren Packung.

Ordnende Fragen. Ordnende Fragen strukturieren das Gespräch. Sie bewirken, dass der Kunde seine Wünsche und Bedürfnisse neu überdenkt. Dadurch ergeben sich neue Informationen, die für das Beratungsgespräch notwendig sind.

Nach einer längeren Ausführung der Kundin über ihre Kopfschmerzen fasst Frau Althaas zusammen: „Also, ich versuche das mal zusammenzufassen: Ihre Kopfschmerzen dauern einige Stunden bis zu drei bis vier Tagen an. Die Kopfschmerzen sind nicht örtlich begrenzt, sondern Sie fühlen über den Schädel verteilt einen dumpfen Druckschmerz. Sobald Sie sich bewegen, werden die Schmerzen schlimmer. Habe ich das richtig verstanden?" „Ja, genau", antwortet die Kundin, „am liebsten ginge ich dann drei Tage lang nicht vor die Tür."

Diese ordnende Frage ist eine Verständnisfrage. *„Habe ich Sie richtig verstanden?"* ist das Grundmotiv dieser Frage.

Ein Kunde klagt über seinen Husten: „Ständig habe ich diesen Hustenreiz auf der Brust. Die ganze Zeit muss ich husten, auch nachts. Dabei sitzt alles ganz fest und es geht gar nichts ab. Mir tut die ganze Brust weh und der Hals ist auch schon wund." Frau Althaas fragt zurück: „Also wenn ich Sie richtig verstanden habe, brauchen Sie etwas was Ihren Erkältungshusten löst, damit Sie ihn abhusten können? Aber nachts wollen Sie endlich mal wieder gut durchschlafen und dafür müsste der Husten gestillt werden?" „Ja genau", antwortet der Kunde, „ich habe schon seit drei Nächten kein Auge zugemacht. Ich fühle mich wie gerädert."

Die ordnende Frage fasst das Gesagte zusammen, so dass hinterher feststeht, was der Kunde für Hilfe erwartet, welche Symptome ihn besonders stören. Es kann genauso sein, dass der Kunde antwortet:

„Nein, nein, nachts ist es nicht so schlimm. Tagsüber ist dieser Hustenreiz viel schlimmer. Und haben Sie auch etwas gegen meine Halsschmerzen?"

Eine Unterform der ordnenden Fragen sind die gerichteten Fragen. Mit deren Hilfe lassen sich die Gedanken und Abwägungen des Kunden steuern, dadurch dass man nach eigenen Überlegungen des Kunden fragt und ihm nicht mit seinem eigenen Wissen vor den Kopf schlägt. Man stellt eine Frage, auf die man die Antwort schon längst weiß, und lässt sie den Kunden selbst beantworten. Oder man formuliert die Lösung des Kundenproblems in Frageform und lässt somit den Kunden selbst darüber nachdenken. Dadurch fühlt sich der Kunde nicht überrumpelt, sondern er hat die Lösung seines Problems selbst erarbeitet.

Eine Kundin möchte eine reichhaltige Tagescreme: „Ich habe so trockene Haut, dass sie spannt. Ich glaube, ich brauche da mal eine bessere Tagescreme." Frau Althaas fragt zurück: „Entscheidend für den Zustand der Haut ist die Art der Reinigung. Womit reinigen Sie Ihre Haut? **(offene Frage)** *Mit einer milden Waschlotion oder benutzen Sie ein bestimmtes Reinigungsprodukt fürs Gesicht* **(Alternativfrage)***?" „Nein, nein, eigentlich nehme ich nur Wasser und Seife", antwortet die Kundin. „Wie fühlt sich Ihre Haut nach dem Waschen an? Haben Sie dabei ein angenehmes Gefühl auf der Haut, oder spannt sie gleich nah dem Waschen* **(Alternativfrage)***?" „Ja, wenn Sie so fragen", antwortet die Kundin, „gerade nach dem Waschen spannt meine Haut am meisten. Ich creme sie danach immer besonders dick ein, aber das reicht, wie gesagt, wohl nicht mehr aus." „Sie haben das Gefühl, dass Ihre Haut durch Wasser und Seife trockener wird* **(ordnende Frage)***?" „Ja, genau", sagt die Kundin. Darauf Frau Althaas: „Wissen Sie, dass in vielen Untersuchungen nachgewiesen wurde, dass Wasser und Seife zu aggressiv für die empfindliche Gesichtshaut sind? Haben Sie schon einmal überlegt, ein spezielles Gesichtsreinigungsprodukt zu verwenden* **(gerichtete Frage)***?" „Ja, stimmt, gehört habe ich schon davon, aber bis jetzt habe ich es nicht geglaubt. Ist denn da was Wahres dran?"*

Die Kundin hat jetzt den Wunsch, etwas über die richtige Waschpflege zu erfahren. Hätte Frau Althaas gleich am Anfang des Gesprächs gesagt: *„Kein Wunder, dass Sie so trockene Haut haben. Sie reinigen die Haut ja auch völlig falsch!",* hätte die Kundin bestimmt verstockt reagiert: *„Jetzt bin ich so alt geworden und habe mein Gesicht immer mit Wasser und Seife gewaschen. Und jetzt kommt diese Besserwisserin an und will mir sagen, dass ich alles falsch mache. Na, die soll erst mal in mein Alter kommen, dann wird ihre Haut schon längst trocken und faltig sein, auch wenn sie diese vorzügliche Waschpflege benutzt!"* Die beiden wären in kein gutes Beratungsgespräch gekommen.

3.2 Richtiges Zuhören

Sprechen scheint das Wichtigste für den Verlauf eines Gesprächs zu sein. Das Sprechen ist aber nur die eine Seite der Medaille. Richtig Zuhören ist die andere. Genau Hinhören, was der Kunde eigentlich möchte oder wirklich braucht, ist die Voraussetzung dafür, dass wir ihm das Richtige verkaufen. So müssen wir gerade in der Phase der Informationssammlung richtig zuhören.

Heute kommt Frau Durchfall in die Sonnenschein-Apotheke. „Guten Morgen!" Frau Althaas lächelt sie freundlich an und kommt ihr hinter dem HV-Tisch entgegen. Frau Durchfall legt sofort los: „Kohletabletten. Ich will Kohletabletten!" „Mmhmmh", nickt Frau Althaas, runzelt ein wenig die Augenbrauen und bleibt vor der Kundin stehen. „Ja", sagt die Kundin „jetzt habe ich mir so einen blöden Durchfall an Land gezogen, mir bleibt auch nichts erspart." „Ja?", fragt Frau Althaas und nickt ihr aufmunternd zu. „Ja", meint Frau Durchfall weiter, „zuerst hatte ich diese starke Bronchitis, mein Gott, so krank war ich ja schon lange nicht mehr. Und jetzt diesen blöden Durchfall!" „Ach ja?" Frau Althaas hört interessiert zu. „Ja", antwortet die Kundin, „ich könnte schwören, das kommt von diesen Bombern, die ich da schlucken musste, seitdem habe ich das. Aber mein Mann sagt immer, rede dir doch so was nicht ein, da muss man ja krank werden." „Mmh!" Frau Althaas hat eine Idee. Die Kundin erzählt aber freiwillig weiter: „Ja, der Arzt hat mir vor einer Woche so ein Antibiotikum aufgeschrieben, und das habe ich auch genommen, denn der hat gesagt, das ist wichtig. Und seitdem habe ich Durchfall. Ich rede mir das doch nicht ein!?" Hier blickt die Kundin auf und sieht Frau Althaas fragend an. „Sie erinnern sich, dass der Durchfall zum ersten Mal aufgetreten ist, nachdem Sie das Antibiotikum eingenommen haben?", fasst Frau Althaas zusammen. „Ja, ja, vorher hatte ich das doch nicht, sonst hätte ich mir ja gleich was vom Arzt verschreiben lassen, als ich wegen Husten bei ihm war." „Das spricht dafür, dass der Durchfall tatsächlich durch das Antibiotikum verursacht wurde. Ich kann Ihnen das erklären…" Frau Althaas erklärt, überzeugt und kann ihr ein gutes Mittel zur Wiederherstellung ihrer Darmflora empfehlen.

Richtig Zuhören - dazu gehört, dass man sich Zeit nimmt für seinen Kunden, auch wenn die Apotheke noch so voll steht. Beginnen Sie ein Gespräch, und dann hören Sie zu! Lassen Sie den anderen ausreden. Fallen Sie ihm nicht ins Wort, weil Sie meinen, seine Wünsche schon zu kennen, bevor er den Satz beendet hat. Zuhören bedeutet: Selbst den Mund Halten! Sehen Sie Ihren Kunden dabei an, während er redet. Beobachten Sie seine Haltung, seine Stimme, sein Gesicht.

Zuhören bedeutet nicht Schweigen. Jemand spricht, der andere hört zu - das ist ein Wechselspiel. Der Sprecher braucht ständig Zeichen des Zuhörers, dass seine Aufmerksamkeit ihm gilt. Also zeigen Sie, dass Sie dem anderen zuhören. Sehen Sie den anderen aufmerksam beim Sprechen an. Wenden Sie sich ihm ganz zu. Lächeln Sie ihn an. Nicken Sie immer wieder einmal zwischendurch. Bestätigen Sie ihn durch einen kurzen Laut:

„Mmhmhh."
„Ja."
„Verstehe."

Warten Sie ab, bis er fertig ist. Während seiner Ausführungen wird der Kunde immer wieder einmal eine Pause einlegen und Sie erwartungsfroh ansehen. Diese Pause bedeutet nicht, dass der Kunde seine Erklärungen abgeschlossen hat. Er macht eine Pause, um eine Zustimmung von Ihnen zu erhalten. Er braucht zwischendurch Ihre Bestätigungen, dass Sie ihm folgen. Zeigen Sie ihm weiterhin, dass Sie ihm zuhören. Bleiben Sie ihm ganz zugewandt und nicken Sie. Fordern Sie ihn auf, weiter zu sprechen:

„Ja, und dann?"
„Und wie geht's weiter?"

Erst wenn der Kunde in einer solchen Pause nach einer Bestätigung von Ihnen nicht weiterspricht und Sie nur noch ansieht, gibt er Ihnen zu verstehen, dass er nun nicht weiter sprechen wird. Fassen Sie dann das, was Sie verstanden haben, in eigenen Worten zusammen.

Selbst direkte Aufforderungen des Kunden, dass Sie nun etwas zum Thema sagen sollen, sind nur selten als echte Aufforderungen zu verstehen.

„Was sagen Sie dazu?"
„Haben Sie davon schon einmal gehört?"

Manchmal fühlt man sich geschmeichelt und herausgefordert, so offen nach seiner Meinung gefragt zu werden, aber häufig genug möchte der Kunde keine lange Antwort hören. Auch hier ist wieder nur eine kurze Bestätigung gefragt:

„Ja, das kenne ich wohl."
„Ja, davon habe ich schon einmal gehört."
„Nein, davon habe ich noch nie gehört - das ist ja interessant!"

Gut, dass Frau Althaas die Kundin hat sprechen lassen und zugehört hat. Denn sonst wäre ihr der Zusammenhang zwischen der Antibiotikagabe und dem Durchfall nicht aufgefallen. So hätte Frau Durchfall Kohletabletten gekauft, sie hätte sich geärgert, dass die Tabletten nicht helfen, und sie hätte sich noch tagelang mit ihrem Mann darüber gestritten, ob sie sich den Durchfall denn nun einredet oder nicht.

Die Gesprächspausen. Im Gespräch entstehen verschiedene Arten von Pausen. Nicht alle Pausen bedeuten, dass der Kunde mit seinem Redebeitrag fertig ist. Für das richtige Zuhören ist es wichtig, diese Art von Gesprächspause zu erkennen.

Frau Schnupfen möchte ein Nasenspray. Frau Althaas fragt: „Nehmen Sie dieses Spray schon lange?" Die Kundin antwortet sofort: „Nein, nein, ich nehme das nicht oft. Ich weiß, ich weiß. Das soll man nicht regelmäßig benutzen." *Sie verstummt und blickt mit entspanntem Blick schräg nach oben.*

Frau Althaas erwidert nichts; sie wartet, denn sie erkennt, dass Frau Schnupfen nachdenkt. Nach kurzer Zeit sieht die Kundin Frau Althaas wieder an: „Wenn ich es mir überlege - eigentlich benutze ich das Spray jetzt schon über einige Zeit. Vielleicht schon vier oder fünf Wochen - ist das schon zu lange?" *Jetzt blickt sie Frau Althaas fragend an und nickt unmerklich mit dem Kopf.*

Frau Althaas antwortet: „Ja, das ist schon lang. Wissen Sie, Nasensprays sind nicht das einzige Mittel, die Nasenschleimhaut zum Abschwellen zu bringen. Es gibt noch die Möglichkeit, eine Salzlösung in die Nase einzuziehen - das ist zwar auf den ersten Blick ziemlich unangenehm, aber es wirkt und hat auch bei langer Anwendung...." „Nein, nein", *fällt Frau Schnupfen ihr ins Wort,* „das reicht bei mir nicht. Ich brauche diese Nasentropfen. Bei mir hilft nichts anderes. Ich habe schon alles ausprobiert." *Sie schüttelt dabei heftig mit dem Kopf und blickt dann schräg nach unten knapp an den Beinen von Frau Althaas vorbei.*

Frau Althaas könnte jetzt empört ausrufen: Wenn Sie Ihre Nase kaputt machen wollen, kann ich Ihnen auch nicht helfen! Machen Sie doch, was Sie wollen! Aber das tut sie nicht, denn sie weiß, dass Frau Schnupfen nun in sich hineinhorcht, ob sie die Geschichte mit der Salzlösung nicht doch einmal probieren sollte. Frau Althaas wartet freundlich und sagt kein Wort, bis Frau Schnupfen ihren Blick wieder hebt und sie kurz ansieht: „Vielleicht sollte ich doch einmal etwas anderes ausprobieren, denn manchmal meine ich, ich bin", *und dabei senkt sie ihren Blick, schaut direkt nach unten und fährt leise fort,* „schon davon abhängig." *Nach diesen Worten verstummt sie wieder und schaut auf ihr Portemonnaie, das sie in ihren Händen hin und her dreht.*

Frau Althaas könnte jetzt altklug daherreden: Sehen Sie! Genau das habe ich befürchtet! Aber das tut sie nicht, sondern auch sie wendet ihren Blick ab. Sie schiebt einen kleinen Block auf dem HV-Tisch zur Seite, holt einen Kugelschreiber aus ihrer Kitteltasche, betrachtet ihn kurz und steckt ihn wieder zurück. Dann schaut sie vorsichtig wieder hoch: Frau Schnupfen starrt noch auf ihre Finger. Frau Althaas bleibt still.

Schließlich sieht die Kundin wieder hoch und blickt Frau Althaas an, als sie vorsichtig fragt: „Können Sie mir noch einmal erklären, wie das mit der Salzlösung geht?"

Jetzt kann Frau Althaas mit ihrer Erklärung anfangen.

In diesem Gespräch gab es vier Arten von Gesprächspausen. Gehen wir sie der Reihe nach durch.

Die Kundin schaut mit entspanntem Blick nach oben und sagt kein Wort: Sie denkt nach, sie versucht sich zu erinnern. Dieses Nachdenken sollte man nicht stören, denn wahrscheinlich folgt eine Antwort, die für das weitere Gespräch wichtig ist.

Die Kundin blickt schräg nach unten und schweigt: Sie fühlt in sich hinein, was sie empfindet oder was ihr wirklich wichtig ist. Auch diese Gesprächspause ist keine Aufforderung zum Sprechen.

Die Kundin verstummt schlagartig und sieht dabei direkt unter sich: Es wird ihr schlagartig bewusst, dass sie nun etwas gesagt hat, was ihr unangenehm ist oder dessen sie sich schämt. Es ist ihr peinlich. Hier ist es unangemessen, diese Peinlichkeit auszunutzen und schadenfroh zu triumphieren. Manchmal ist es angenehm, diese Pause zu unterbrechen. Frau Althaas begegnet dieser Peinlichkeit, als würde sie sie ignorieren. Sie scheint abgelenkt, spielt mit dem Block und ihrem Kugelschreiber. Sie nimmt sich aus dem Gespräch zurück. Das entlastet Frau Schnupfen und gibt ihr die Chance, wieder herauszukommen.

Die Kundin hebt ihren Blick und sieht Frau Althaas direkt in die Augen: Das ist die Aufforderung zu sprechen. Meistens ist diesem Blick noch ein kurzes Kopfnicken oder Blinzeln hinzugefügt, das man mehr erfühlt, als dass man es tatsächlich bewusst wahrnimmt. Jetzt erst ist die Kundin bereit zuzuhören.

Das Zusammenfassen. Das Zusammenfassen ist ein wesentliches Element des Zuhörens. Denn wie schon im „Ersten Eindruck" beschrieben, macht sich der Zuhörer ein Bild vom Sprecher. Es sieht so aus, als würde er nur zuhören und könnte somit nur das verstehen, was der Sprecher wirklich sagt. Aber das Aufnehmen von Informationen erfolgt selektiv, d.h. der Zuhörer bewertet beim Zuhören die Aussagen und verwertet nur das, was ihm wichtig erscheint. Der Zuhörer macht sich ein Bild, und er interpretiert die Aussagen des Sprechers vor dem Hintergrund dieses Bildes. Also versteht der Zuhörer vielleicht etwas ganz anderes, als der Sprecher ihm mitteilen will.

Herr Dr. Nettmann wird von einer Kundin, Frau Schlaflos, nach Schlaftabletten gefragt. „Haben Sie einen bestimmten Wunsch? Haben Sie schon mal welche eingenommen?", fragt er freundlich. „Ach, schon alles Mögliche!", antwortet die Kundin überdreht. „Seit Wochen kann ich schon nicht mehr richtig schlafen. Stundenlang liege ich wach und bekomme kein Auge zu. Das ist fürchterlich. Und am Tage bin ich totmüde und wie erschlagen. Ich laufe den ganzen Tag neben mir her."

„Sie können nicht einschlafen?", fragt Herr Dr. Nettmann zurück. Die Kundin nickt: „Manchmal kann ich auch nicht einschlafen, aber meistens wache ich kurz nach dem Einschlafen wieder auf und liege dann wach."

„Also: Sie können nicht durchschlafen?", fragt er zurück. Die Kundin bestätigt ihm das: „Ja genau. Ich weiß auch nicht warum. Ich habe kein aufregendes Leben; ich habe auch keinen Kummer oder so. Mein Mann ist zwar seit zwei Monaten arbeitslos, aber damit werde ich schon fertig."

„Sie sind in Sorge, dass Ihr Mann keine Arbeit mehr findet?", versucht Herr Dr. Nettmann die Kundin zu verstehen. „Ach, nein, wir sind schließlich nicht die einzigen, die es trifft. Was sollen nur die jungen Familienväter machen, die auf der Straße stehen, nachdem das Werk zugemacht hat. Wie sollen die ihre Familien ernähren?"

„Sie leiden mit diesen Männern mit?", wirft Herr Dr. Nettmann ein. „Ja, es ist entsetzlich. Ich weiß nicht, wie das weitergehen soll. Das Arbeits-

losengeld reicht gerade für das Nötigste und - was soll danach werden? Das Arbeitsamt sagt, mein Mann sei schwer vermittelbar. Was sollen wir nur machen?"

Herr Dr. Nettmann versucht, der Kundin zuzuhören, was sie wirklich sagen will. Er reagiert nicht auf die Sachbotschaft, sondern auf die Selbstoffenbarung der Kundin. Sie braucht Schlaftabletten, aber dahinter verbergen sich nicht einfache Schlafschwierigkeiten, sondern die Sorge um die Ernährung ihrer Familie. Dagegen werden einfache Schlaftabletten nicht helfen, wohl aber die Zuwendung und das Verständnis des Herrn Dr. Nettmann. Gut, dass er bei dem Stichwort „Schlaftabletten" nicht sofort losgerannt ist, um ihr das gewünschte Mittel herauszuholen.

Mit jeder Reaktion hat er das, was er aus den Worten der Kundin verstanden hat, in eigenen Worten zusammengefaßt.

Beim Zusammenfassen spiegelt der Zuhörer die Worte des Sprechers. Es kann als Aussage oder als Frage formuliert werden - im Grunde ist es jedoch immer eine Rückfrage: *„Habe ich Sie damit richtig verstanden?"*

Diese Rückfragen ermöglichen ein Abgleichen der Information. Die Bilder des Sprechers und die des Zuhörers können aufeinander abgestimmt und im besten Fall zur Deckung gebracht werden.

Beschwerden. Bei scheinbaren Missverständnissen oder Verständnisschwierigkeiten kann man ebenfalls das Modell der vier Botschaften einer Nachricht zu Hilfe nehmen. Nicht immer ist die Sachinformation die Botschaft, die dem Sprecher wichtig ist. In manchen Fällen sind die Gefühle des Sprechers das Wesentliche - die Selbstoffenbarung.

„Die Schlaftabletten, die Sie mir da beim letzten Mal verkauft haben, taugen ja überhaupt nichts. Die ganze Nacht habe ich wieder wachgelegen und konnte nicht schlafen. Was haben Sie mir denn da für einen Mist angedreht?" Frau Neuling ist empört: „Das ist ja eine Unverschämtheit, was Sie mir da vorwerfen. Das ist ein lange bewährter Wirkstoff, der sehr gut schlafanstoßend wirkt. Andere Kunden schlafen davon wie ein Stein. Es gibt Tausende von Untersuchungen darüber. Das kann eigentlich gar nicht sein, dass Sie davon nicht müde werden. Was weiß ich, was Sie mit den Tabletten falsch gemacht haben?"

Hier reagiert Frau Neuling auf die Sachseite der Nachricht: *„Die Schlaftabletten sind schlecht!"* Reaktion: *„Die Schlaftabletten sind wirksam!"*

Frau Althaas hätte auf die Selbstoffenbarung gehört. Der Kunde sagt nämlich nicht: *„Die Schlaftabletten helfen nicht!"*, sondern: *„Die Schlaftabletten helfen MIR nicht!"*

Frau Althaas sieht ihn mitfühlend an: „Die Schlaftabletten haben Ihnen gar nicht geholfen? Dann müssen Sie jetzt total ärgerlich sein. Sie fühlen sich sicherlich wie gerädert nach solch einer schlaflosen Nacht?" Der Kunde reagiert immer noch gereizt, aber schon ruhiger: „Ich bin nicht nur ärgerlich, sondern wütend. Die ganze Nacht habe ich dazu Zeit gehabt, mich über Sie und Ihre Tabletten zu ärgern." Frau Althaas geht einen Schritt zurück: „Die ganze Nacht? Da sind wir gerade aber noch einmal glimpflich davon gekommen." Sie lächelt ihn vorsichtig an. „Wollen wir mal zusammen überlegen, warum die Schlaftabletten wohl nicht gewirkt haben?" Der Kunde wiegt den Kopf hin und her: „Na, ob das uns weiterhilft?" „Ich glaube schon", antwortet Frau Althaas. „Wann haben Sie die Tabletten eingenommen und wieviel haben Sie genommen?"

Frau Althaas versteht den Kunden richtig: er beschimpft die Tabletten und das Apothekenpersonal, weil er sich so geärgert hat. Und das spiegelt sie ihm wider: Sie sind jetzt ärgerlich. Und der Kunde bestätigt das. Sie hat ihn richtig verstanden. Jetzt verraucht seine Wut, und die beiden können sich an die Lösung seines Problems machen. Bei jeder Art von Beschwerde wird der Kunde ärgerlich etwas sagen, was das Apothekenpersonal nicht gerne hört:

„In der Packung waren nur 30 anstatt 50 Tabletten enthalten."
„Die Dragées sind ganz bröselig."
„Sie haben mir zuviel Geld abgenommen!"
„Das Arzneimittel hilft überhaupt nicht."

Die erste Reaktion beim Beschwerdeempfänger ist meistens:

„Das kann ja überhaupt nicht sein!"

Auch hier reagiert der Beschwerdeempfänger auf die Sachbotschaft und auf die Beziehungsbotschaft *„Sie haben mich betrogen!"* Die wichtige Botschaft des Beschwerenden ist allerdings seine Selbstoffenbarung:

„Ich habe mich geärgert!"

Und die Reaktion des anderen: *„Das kann ja überhaupt nicht sein!"* missachtet den anderen, indem sie seine Gefühle nicht ernst nimmt. Die erste Reaktion sollte deshalb eine Bestätigung der Gefühle sein:

„Das ist ja ärgerlich für Sie! Erzählen Sie es mir genau."
„Da haben Sie guten Grund, ärgerlich zu sein!"

Dann sollte der Beschwerde zugehört werden. Und schließlich können die Gründe für den Ärger in eigenen Worten zusammengefasst werden. Erst dann kann über den Sachverhalt gesprochen werden.

Ärger. Im Verlauf eines normalen Gesprächs werden sich die Rollen des Sprechers und des Zuhörers abwechseln. Kommt es bei einem der beiden Gesprächspartner zu Reaktionen wie Ärger oder Unmut, sollte der geübtere Partner sofort das Gespräch unterbrechen und versuchen, in Worte zu fassen, was er aus den Äußerungen des anderen heraus verstanden hat.

Eine nörgelige Kundin fragte schnippisch: „Sagen Sie mal, Tagescreme für empfindliche Haut haben Sie wohl nicht?"

Gestern erst hatte Herr Dr. Nettmann sich beschwert, dass er keine Ordnung in dem Kosmetikregal feststellen kann. Jetzt ärgert sich Frau Neuling über die Äußerung der Kundin und denkt sich: Sperren Sie doch die Augen auf, die Produkte der Serie für die empfindliche Haut stehen nebeneinander, und die Tagescreme steht wie bei allen anderen Serien gleich am Anfang neben der Nachtcreme!

Das sagt sie aber nicht, sondern sie fragt zurück: „Sie sind mit unserer Auswahl an Kosmetikartikeln nicht zufrieden?" Die Kundin antwortet erschrocken: „Doch, doch, Sie haben ja so viel! Aber ich kann meine Tagescreme nicht finden. Helfen Sie mir dabei?"

Frau Neuling gibt der Kundin zurück, was sie aus ihrer Äußerung heraus verstanden hat. Die Kundin zeigt, ob sie mit Frau Neulings Interpretation einverstanden ist oder nicht, und formuliert ihre Botschaft noch einmal mit anderen, wahrscheinlich mit unmissverständlichen Worten.

Ein anderes Mal kommt Herr Muff mit einem Rezept von einem Arzt aus der Nachbarstadt in die Sonnenschein-Apotheke. Die verordneten Medikamente müssen bestellt werden. Herr Muff ist ärgerlich: „Was haben Sie überhaupt in Ihren Schubläden? Mein Arzt hat mir doch keine exotischen Arzneimittel verordnet! Müsste das nicht jede ordentliche Apotheke vorrätig haben?"

Frau Neuling ärgert sich gewaltig. Was kann denn sie dazu, dass sie die Arzneimittel nicht da haben. Was meckert er sie dafür an? Außerdem können sie sich ja nicht jedes Medikament auf Lager legen. Und überhaupt, der Herr Muff, der muss aber auch immer meckern. Das alles sagt sie glücklicherweise aber nicht, sondern: „Sie sind mit unserer Lagerhaltung nicht zufrieden. Sie scheinen mir sagen zu wollen, nichts von dem, was sie brauchen, haben wir jemals da gehabt?" „Na, ja," lenkt da Herr Muff ein, „so kommt es mir heute tatsächlich vor. Ich brauche diese Medikamente doch regelmäßig. Und immer müssen Sie sie erst bestellen."

Frau Neulings Rückmeldung wird von Herrn Muff, wenn auch mit Einschränkung akzeptiert: es ist tatsächlich so, dass die Medikamente, die Herr Muff regelmäßig verschrieben bekommt, nicht auf Lager liegen. Jetzt liegt das Problem offen auf dem Tisch, und es kann gelöst werde, zum Beispiel indem die gewünschten Medikamente ins Lager übernommen werden.

Missverständnisse. Wenn man merkt, der andere scheint einen nicht zu verstehen, sollte man das Gespräch unterbrechen und versuchen, das Missverständnis auszuräumen. Hier hilft es wenig zu schimpfen: *„Sie haben mir gar nicht richtig zugehört!"* Oder: *„Sie haben mich falsch verstanden!"*

Es gilt der Grundsatz: Der Sender ist für das verantwortlich, was der Empfänger versteht! Oder: Wahr ist nicht, was A sagt, sondern was B versteht!

Die richtige Antwort lautet also: *„Da habe ich mich gerade, glaube ich, missverständlich ausgedrückt! Darf ich das noch mal versuchen, deutlich zu machen..."*

Frau Neuling hat Frau Naszu gerade erklärt, dass der Vorteil dieses Schleimlösers darin besteht, dass man ihn nur einmal am Tag einnehmen muss und dann den ganzen Tag Ruhe hat. „O, ja, gut, den kann ich dann auch vor dem Schlafengehen mit meinen Beruhigungsdragees nehmen, dann muss ich nur einmal am Tag an meine Medikamente denken." „Entschuldigung", interveniert Frau Neuling, dabei richtet sie sich auf und fährt mit tiefer, bestimmter Stimme fort, „da habe ich mich nicht deutlich genug ausgedrückt: dieser Schleimlöser muss morgens eingenommen werden, einmal täglich, und zwar immer morgens, am besten gleich nach dem Aufstehen." „Ach so", antwortet Frau Naszu, „das habe ich gerade anders verstanden."

4

Die Beratung

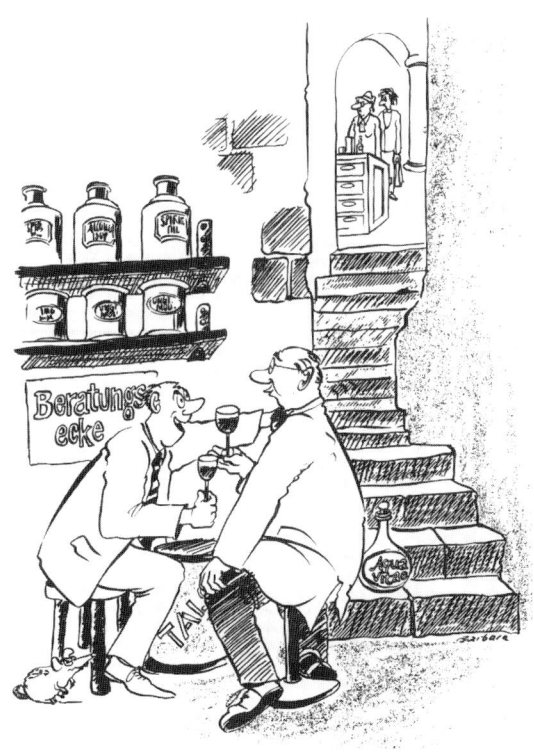

Alle Gespräche in Apotheken enthalten zwei Aspekte: Beratung und Verkauf. Im Mittelpunkt der Kundengespräche in Apotheken steht die fachliche Beratung zum Arzneimittel. Nachdem sich ein Kunde für ein Arzneimittel entschieden hat, ist es wichtig, ihn über die richtige Anwendung dieses Mittels zu informieren, damit die erwünschte Wirkung auch wirklich eintritt. Jeder Kunde, der zur Rezepteinlösung in die Apotheke kommt, sollte gefragt werden, wie weit er über die richtige Einnahme seiner Arzneimittel unterrichtet ist oder wie er mit der Anwendung zurecht kommt. Wenn er noch Zweifel hat oder unsicher scheint, folgt auch hier ein Beratungsgespräch. Häufig kommen die Kunden mit ihrem Beratungswunsch direkt auf uns zu. Sie haben konkrete Fragen zu Arzneimitteln oder zu Krankheitsbildern und deren Behandlungmöglichkeit.

Voraussetzung für eine gute Beratung sind fundierte Warenkenntnisse, gute Menschenkenntnis, sowie die Fähigkeit, richtig und überzeugend argumentieren zu können. In der Beratungsphase geht es darum, dem Kunden mit Hilfe unserer Fachkompetenz Informationen zum Produkt an die Hand zu geben.

„Diese Tablette wird in einem großen Glas Wasser aufgelöst."
„Diese Tabletten nehmen Sie dreimal täglich."
„Nehmen Sie diese Tablette nicht zusammen mit Milch ein."
„Wenn Sie keine Probleme mit Magenschmerzen haben, können Sie dieses Schmerzmittel nehmen."
„Gut für Sie wäre es, das Mittel zu nehmen, denn es behandelt die Ursache des Problems und nicht nur die Symptome."

Diese Informationen müssen so formuliert werden, dass sie für den Kunden Bedeutung erlangen.

Es gibt nicht nur produktbezogene Beratung, sondern auch Beratung zu Krankheiten allgemein und zu deren Behandlungsmöglichkeiten. Es gibt die Ernährungsberatung und Impfberatung. Aber auch Antworten zu gesundheitspolitischen Fragen, wie über die Zuzahlungsregelung oder reimportierte Arzneimittel, werden im Prinzip so formuliert wie hier beschrieben. Und nicht zuletzt die einfache Frage nach dem Weg.

Wichtig ist bei allem, dass man die Aufmerksamkeit des Zuhörers erhält. Dann kann man ihm verständliche Anweisungen und/oder Erklärungen vermitteln, die ihn ansprechen und die er im besten Fall auch im Gedächtnis behält.

4.1 Beratungsziel: Compliance

Brauchen Patienten unsere Beratung? Ein Patient kommt mit einem Rezept vom Arzt. Der Arzt hat ihm erklärt, wie sein Medikament einzunehmen ist. Was soll ich noch dazu sagen?

Falsch! Die Wahrheit ist, dass laut einer Infratest-Studie von 1990 bis zu zwei Drittel aller Arzneimittel falsch eingenommen werden. Andere Studien bestätigen dieses Bild.

Der Kunde kommt mit einem konkreten Präparatewunsch. Ich erfülle ihm diesen Wunsch und gut. Der Kunde kennt das Mittel und braucht nichts mehr dazu zu hören.

Falsch! Richtig ist, dass er die Gefahren einer Langzeitanwendung eines Arzneimittels oft nicht kennt, z.b. von Analgetika, Rhinologika oder Laxantien. Häufig folgen Kunden dem Rat eines Bekannten, sich ein Arzneimittel für einen bestimmten Zweck zu kaufen. Der Kunde selbst kennt von diesem Arzneimittel nicht mehr als den Namen.

Der Kunde hat Beschwerden, die er mir mitteilt. Ich suche für ihn ein geeignetes Medikament aus und gebe es ihm. Warum soll ich ihm noch etwas erklären. Das Wichtigste steht ja doch im Beipackzettel.

Falsch! Der Beipackzettel ist für andere Zwecke als der Patienteninformation geschrieben und häufig unverständlich. Einnahmemodus und Dosierung sind häufig allgemeingültig für unterschiedliche Indikationen genannt. Der Kunde wird dadurch eher verunsichert als aufgeklärt.

Compliance. Ziel einer guten Beratung soll es sein, den Patienten zu einer motivierten Compliance zu führen. Was heißt überhaupt Compliance? Compliance (engl.: Einwilligung, Erfüllung, Befolgung) bedeutet für uns die Befolgung der medikamentösen Therapie, also die Einnahme eines Medikaments nach Anweisung des Arztes oder des Apothekers. Um dieses Beratungsziel zu erfüllen, müssen wir wissen, wie es dazu kommt, dass die meisten Patienten ihre Medikamente eben nicht so einnehmen, wie sie sollten.

20 % aller Rezepte werden gar nicht erst in der Apotheke eingelöst. Patienten geben als Grund an, sie brauchten das Arzneimittel nicht oder sie wollten das Arzneimittel sowieso nicht einnehmen. Hier wurden die Patienten nicht ausreichend vom Nutzen der Arzneitherapie überzeugt. Wenn sie nicht in die Apotheke kommen, können wir ihnen leider auch nicht helfen.

Die restlichen 80 % der Rezepte werden vom Patienten in der Apotheke eingelöst. Aber wir können nicht davon ausgehen, dass diese Menschen von der Therapie überzeugt sind. Ungefähr ein Drittel aller Patienten, deren Rezepte wir beliefern, nehmen ihre Arzneimittel nie ein. Sie holen sich zwar das Medikament ab; zu Hause legen sie es aber in den Schrank und rühren es nie wieder an. Auch diese Menschen glauben, das „Medikament würde sowieso nicht helfen". Sie zweifeln am Nutzen des Arzneimittels und haben Angst vor all den Nebenwirkungen, von denen man hört oder in Packungsbeilagen lesen kann. Vielleicht sind sie aber auch unsicher, wie oft und wann sie das Mittel nun einnehmen sollen.

Ein weiteres Drittel aller Patienten beginnt zwar mit der verordneten Therapie, verändert dann aber eigenmächtig die Dosierung oder bricht die Therapie frühzeitig ab. Diese Menschen haben Probleme bei der Anwendung: sie spüren Nebenwirkungen und wissen nicht, wie sie diese bewerten müssen; sie merken eine Besserung ihrer Krankheitssymptome und verringern die Dosierung, oder sie merken keine Besserung, erhöhen die Dosis oder brechen die Therapie ab.

Es gibt also ausreichend Gründe, die verhindern, dass ein Medikament so eingenommen wird, wie es soll. Schließlich wundert man sich, dass überhaupt noch Arzneimittel zur Wirkung kommen! Wie kann man die Compliance des Patienten verbessern?

Ob der Patient das Rezept einlöst oder nicht, können wir normalerweise nicht beeinflussen. Dafür sollte der Arzt seinem Patienten die Bedeutung seiner Arzneimitteltherapie ausreichend erklärt haben. Aber sobald der Patient zu uns in die Apotheke kommt, haben wir die Möglichkeit, ihn zur richtigen Arzneimittelanwendung zu bringen.

Der Patient braucht klare und verständliche Handlungsanweisungen, die er entweder im Gedächtnis behält oder die er schriftlich mit nach Hause bekommt. Dazu gehört die Einnahmehäufigkeit und die -dauer. Zudem braucht er Erklärungen, welche Arzneimittel gegen welche Beschwerden sind und was passiert, wenn er diese einnimmt - dazu gehört auch der Hinweis der auf mögliche Nebenwirkungen - oder weglässt - nämlich vielleicht nicht so schnell wieder gesund zu werden. Sehen wir uns diese Forderungen im Einzelnen an.

Acht Gründe für Non-Compliance

Der Patient

1. Löst das Rezept nicht in der Apotheke ein.

2. Versteht oder behält die Anweisungen nicht.

3. Begreift den Sinn der Arzneimitteleinnahme nicht.

4. Hat Schwierigkeiten mit der Handhabung der Packung.

5. Hat Angst vor Nebenwirkungen.

6. Hat Probleme bei der Anwendung.

7. Verspürt keine Besserung oder keinen Leidensdruck.

8. Hat Schwierigkeiten mit dem Dosierschema.

4.2 Die Verständlichkeit der Sachinformation

Um dem Kunden sinnvolle Sachinformationen mit auf den Weg zu geben, ist es zunächst notwendig, über ein ausreichendes Wissen zu verfügen. Denn nur dann kann man entscheiden, worüber der Kunde bzw. der Patient notwendigerweise informiert werden sollte und wie diese Information formuliert werden kann.

Der Kunde sollte unsere Anweisungen verstehen. Für die verständliche Übermittlung von Informationen gibt es eine Reihe von allgemeinen Richtlinien. Was ist eigentlich „verständlich"?

Beobachten wir Frau Neuling, die gerade dabei ist, Herrn Nebenhöhle zu erklären, was er vom Arzt verordnet bekommen hat:

„Der Arzt hat Ihnen neben den Nasentropfen", sie stellt die Packung vor ihm auf, „ein Antibiotikum verordnet, dessen Wichtigkeit man gar nicht oft genug betonen kann." Frau Neuling legt die Packungen vor ihm hin, „zudem verordnet er Ihnen noch ein Sekretolytikum, in Form von Brausetabletten, die vor der Einnahme in einem großen Glas Wasser aufzulösen sind. Überhaupt sollten Sie jetzt viel während Ihrer Behandlung trinken. Egal was, wenn Sie gerne Tee trinken, bitte schön, aber auch Mineralwasser oder Säfte oder Milch, na ja, was Ihnen so einfällt. Nur Alkohol vielleicht nicht unbedingt. Aber das ist Ihnen wohl klar. Auch zu den Antibiotika müssen Sie viel Flüssigkeit zu sich nehmen! Hat Ihnen der Arzt gesagt, wie das Antibiotikum zu nehmen ist? Nein? Ich weiß es jetzt auch nicht so genau. Dann wollen wir gleich mal im Beipackzettel nachlesen, ich glaube dreimal täglich eine, aber ich bin mir nicht ganz sicher. Und zu den Nasentropfen. Die Nasentropfen erscheinen Ihnen vielleicht unwichtig, aber wussten Sie, dass die meisten Menschen keine Ahnung haben, wie man Nasentropfen richtig anwendet? Wie auch immer, auf jeden Fall sollten Sie die regelmäßig nehmen, zumindest morgens und abends, damit die Sinusitis nicht chronisch wird. Wenn nicht, dann staut sich das Sekret in den Nasennebenhöhlen, und dann wird alles noch viel schlimmer. Das Sekretolytikum ist öfter zu nehmen, normalerweise dreimal täglich vor den Mahlzeiten. Aber, Moment, ich schaue mal eben in den Beipackzettel vom Antibiotikum..."

Na? Alles verstanden, Herr Nebenhöhle? Wohl kaum. Warum nicht? Frau Neulings Erklärung war unverständlich.

Verständlich - das ist eine Aussage, wenn der andere sie versteht. Muss ich dafür jede Aussage immer erst am Kunden testen, um festzustellen, ob sie verständlich war? Nein, glücklicherweise nicht. Es gibt vier Kriterien, die eine Aussage erfüllen muss, damit sie verständlich wird, nämlich Einfachheit, Gliederung (Ordnung), Kürze (Prägnanz) und Anregung.

Einfachheit. Einfache, prägnante Aussagen enthalten kurze Sätze. Sie werden in bekannten Wörtern formuliert, Fachwörter werden vermieden oder zumindest erklärt. Sachverhalte werden anschaulich dargestellt. Das Gegenteil: komplizierte, gelehrte Sätze sind nicht erwünscht.

Das bedeutet für Frau Neuling:

- Statt Sekretolytika sollte sie besser Sekretlöser oder Schleimlöser sagen.

- Sie sollte ihre verschachtelten Sätze in kurze, einfache Sätze auflösen.

Einfachheit	Kompliziertheit
- Kurze Sätze	- Lange, verschachtelte Sätze
- Bekannte Wörter	- Fremdwörter
- Fachwörter erklären	
- Anschaulich darstellen	- Abstrakte Formulierung

Gliederung - Ordnung. Auch kurze Erklärungen müssen übersichtlich sein. Argumente müssen logisch aufeinander aufgebaut sein, damit der Zuhörer dem Gedankengang folgen kann. Bei einer längeren Erklärung ist es wichtig, seine Aussage zu strukturieren, d.h. in sinnvolle Abschnitte zu gliedern. Manchmal reicht da eine Betonung wichtiger Stichworte. Bei mehreren unabhängigen Gesprächspunkten ist es hilfreich, die Punkte zu nummerieren (erstens - zweitens - drittens). Beim Abwägen ist es sinnvoll, die Argumente deutlich gegenüberzustellen (auf der einen Seite - auf der anderen Seite, einerseits - andererseits).
Das Gegenteil von Gliederung und Ordnung im Text ist die Unübersichtlichkeit, das Sprechen ohne logischen Zusammenhang, ohne folgerichtigen Aufbau, ohne Setzung von Schwerpunkten. Unübersichtlichkeit erschwert das Verständnis von Texten erheblich.

Für Frau Neuling gilt:

- Bevor sie loslegt, sollte sie sich überlegen, in welcher Reihenfolge sie die verordneten Medikamente erklären will. Das Wichtigste entweder gleich am Anfang (dann ist die Aufmerksamkeit des Kunden noch am höchsten) oder zum Schluß (dann bleibt es am längsten in Erinnerung).

- Sie sollte die Gliederung ihrer Erklärung gleich klarstellen: Sie haben drei Sachen verordnet bekommen: 1. ein Antibiotikum, 2. einen Schleimlöser und 3. Nasentropfen. Zuerst zum Antibiotikum...

- Sie könnte zu jedem Arzneimittel dann der Reihe nach den Nutzen erklären, die Einnahmeart und die Einnahmehäufigkeit.

Gliederung, Ordnung	Unübersichtlichkeit, Unordnung
- Äußere Übersichtlichkeit, Gliederung	- Ohne logischen Aufbau,
- Ankündigungen darüber, wie der Text aufgebaut ist	- Hintereinander weg, wie der Schnabel gewachsen ist
- Strukturierende Bemerkungen, Hervorhebung, Betonung	- Chaotisch, ungeordnet
- Innere Folgerichtigkeit, Ordnung	
- Logischer Aufbau, Hinweis auf Querverbindungen	

Kürze, Prägnanz. Die höchste Informationsdichte ist zu erreichen mit dem sogenannten Telegrammstil: viel Information auf wenig Worte, kein Wort zuviel. Der Gegenspieler heißt in diesem Fall Weitschweifigkeit. Weder das eine, noch das andere ist in einem Gespräch optimal. Es sollte eine gute Mischung benutzt werden.

Frau Neuling ist etwas weitschweifig:

- Bevor sie mit ihren Erklärungen zum Rezept noch nicht fertig ist, sollte sie eher Nebensächliches wie z.B., was Herr Nebenhöhle denn trinken soll und dass die meisten Menschen nicht wissen, wie Nasentropfen richtig angewandt werden, erst mal für sich behalten.

Kürze, Prägnanz	Weitschweifigkeit
- Wenig Worte	- Viele Worte
- Kurz und bündig	- Ausführliche, umständliche Erklärungen
- Auf's Wesentliche beschränkt	- Ein und dasselbe in verschiedenen Worten wiederholen
	- Vom Thema abschweifen

Zusätzliche Anregung. Um den Zuhörer zu motivieren weiter zuzuhören, ist es notwendig ihn zu stimulieren.
Das erfolgt durch Beispiele, die die Information in die Erfahrungswelt des Gesprächspartners umsetzen. Stimulierend wirken auch sprachliche Bilder

und Vergleiche. Im Gespräch ist die passende Mimik und Gestik gut geeignet, die Aufmerksamkeit des Zuhörers zu binden und zu lenken. Manchmal eignen sich kleine Scherze im Verlauf des Gesprächs. Probieren Sie es selbst! So, Frau Neuling hat in der Zwischenzeit viel über ihre Verständlichkeit nachgedacht und versucht es nun, besser zu machen.

„Der Arzt hat Ihnen drei Medikamente verordnet: ein Antibiotikum, einen Sekretlöser und Nasentropfen". Bei jedem Medikamentennamen nimmt Frau Neuling die entsprechende Packung in die Hand. „Das Wichtigste für Sie ist das Antibiotikum, deshalb fange ich damit an. Das Antibiotikum hilft Ihnen, mit Ihrer Entzündung im Körper fertig zu werden. Hat Ihnen der Arzt dazu gesagt, wie Sie das Antibiotikum einzunehmen haben?" Herr Nebenhöhle wiegt den Kopf hin und her. „Ich erkläre es Ihnen gerne: Sie müssen es ganz regelmäßig einnehmen: nämlich alle acht Stunden eine Tablette, also morgens, mittags und abends." - „Vor oder nach dem Essen?", fragt Herr Nebenhöhle dazwischen. „Am besten eine halbe Stunde vor den Mahlzeiten. Nehmen Sie sie mit einem großen Glas Wasser ein, dann rutschen die Tabletten besser. - Das hier", und Frau Neuling nimmt das Sekretolytikum in die Hand und stellt es dem Herrn Nebenhöhle vor die Nase, „das ist der Schleimlöser. Der ist nötig, damit der Schleim, der

Zusätzliche Anregung	Keine zusätzliche Anregung
- Durch unterschiedlichste Stilmittel den Zuhörer nicht nur intellektuell, sondern auch gefühlsmäßig ansprechen. - Beispiele geben, - Vergleiche und Bilder suchen - Kleine Scherze einfügen - Die Rede durch Gestik und Mimik unterstützen - Wechselnde Stimmlagen, auffällige Betonungen - Direkte Ansprache - Rhetorische Fragen an den Gesprächspartner	- Langweilig - Fade - Unpersönlich - Trocken

auf Ihren Bronchien festsitzt, aufgelöst wird. Dann kann er besser und schneller abgehustet werden, und Sie haben bald Ihre Ruhe wieder. Das sind Brausetabletten. Sie werden in einem großen Glas Wasser aufgelöst. Sie sind gut wirksam, wenn Sie davon eine pro Tag einnehmen. Set-

zen Sie sich dazu am besten selbst eine Zeit fest, damit Sie sie nicht vergessen. Vielleicht im Laufe des Vormittags, um 11 Uhr zum Beispiel. Nehmen Sie sie nur nicht zusammen mit dem Antibiotikum ein, damit die beiden Arzneimittel sich nicht gegenseitig in der Wirkung stören. - Und zum Schluss: die Nasentropfen. Da wissen Sie, wie man die einnimmt, nicht wahr?"

Frau Neuling hat sich wirklich gebessert: Einfache Sätze, keine Fremdwörter. Übersichtliche Gliederung. Keine Ausschweifungen auf unwichtige Themen. Hin und wieder eine Frage an den Kunden, damit er in die Erklärung mit eingebunden bleibt.

Herr Nebenhöhle fragt Frau Neuling jetzt, wie er seine Nasentropfen einnehmen soll. Denn der Beipackzettel ist ihm völlig unverständlich, dort steht:
„Zum Einbringen der Tropflösung legen Sie Ihren Kopf in den Nacken. Sodann entnehmen Sie der Tropfflasche die erforderliche Menge Tropfflüssigkeit mit Hilfe der Pipette und befördern diese dann durch leichten Druck auf den Plastikball in eines der beiden Nasenlöcher. Sie lassen die Tropfflüssigkeit im Innern der Nase hinunterlaufen, bis Sie sie an der hinteren Nasenwand fühlen. Dann beugen Sie Ihren Kopf weit auf die Brust, so dass sie spüren, dass die Tropfflüssigkeit nun in die Stirnhöhle läuft. Verbleiben Sie so für zwei Minuten. Erst dann können Sie durch kräftiges Ausschneuzen Ihre Nase reinigen."
Frau Neuling lacht und schüttelt den Kopf: „Na, so schwierig, wie es sich liest, ist es zum Glück nun doch nicht. Ich versuche es Ihnen zu erklären: Sie legen den Kopf in den Nacken und tropfen jeweils ein bis zwei Tropfen in die Nasenlöcher", Frau Neuling hat beim Sprechen den Kopf andeutungsweise in den Nacken gelegt und hält ihre rechte Hand vor ein Nasenloch, als wollte sie sich Nasentropfen einträufeln. Dann steht sie wieder normal und erklärt weiter: „Dabei spüren Sie, wie die Flüssigkeit in die Nase läuft. Sie warten einen kleinen Moment und legen dann Ihren Kopf nach vorn auf die Brust", Frau Neuling legt ihren Kopf kurz auf die Brust und sieht Herrn Nebenhöhle dann wieder an: „So bleiben Sie auch wieder einen Moment. Dann können Sie den Kopf wieder hoch nehmen und fertig!"
„Ach, so mache ich das doch immer!", ruft Herr Nebenhöhle und freut sich darüber.

4.3 Die Aufmerksamkeit des Zuhörers

Auch die verständlichste Information erreicht den Kunden nicht, wenn die Aufmerksamkeit gestört ist.
Auch bei Gesprächen, in denen die Information mit ausreichender zusätzlicher Stimulanz geboten wird, gibt es Situationen, in denen die Aufmerksamkeit des Zuhörers stark herabgesetzt ist.

Frau Neuling berät gerade Frau Unruh zum Thema Beruhigungsmittel, als eine Mutter mit zwei recht lebhaften und lauten Kindern die Apotheke betritt. Die Kinder spielen zunächst Fangen zwischen den Verkaufsständern. Immer wenn eins vom anderen gefangen wird, quietscht es vor Begeisterung auf. Schließlich quietschen und kreischen beide um die Wette. Frau Neuling und Frau Unruh setzen ihr Beratungsgespräch fort. Immer wieder sieht sich die Kundin um, und Frau Neuling muss sich zusammenreißen, nicht auch ständig zu den Kindern zu blicken. Frau Neuling konzentriert sich und erklärt Frau Unruh im lautesten Kindergeschrei den Unterschied zwischen der Wirkung von Baldrian und Johanniskraut. „Welche Art von Beschwerden treffen denn bei Ihnen eher zu?" fragt Frau Neuling - in diesem Moment sind die Kinder gerade still. „Bitte wie? Was?", fragt Frau Unruh. Sie hat nichts verstanden.

Bei einer Vielzahl an Geräuschen und dadurch einem großen Angebot an Sinnesreizen sind wir meist wohl in der Lage, unwichtige Geräusche herauszufiltern und unsere Aufmerksamkeit zu konzentrieren. Dieser Selektionsmechanismus funktioniert z.B., wenn die Offizin voll besetzt ist und drei oder vier Beratungsgespräche gleichzeitig stattfinden. In diesem Fall können wir ein Gespräch führen, obwohl rund um uns herum ein Riesenlärm herrscht.

Aufmerksamkeits-Killer

Akustisch:	Laute Türklingel, Telefon, Scannerkassen, Rezeptdrucker, Staubsauger, Baustellenlärm, Lastwagen, Notarztwagen, Polizei, Mitarbeiterklatsch, lautes Lachen, Kindergeschrei
Optisch:	Flackerlicht, Fernsehen, Laufdisplay

Das funktioniert aber nicht immer. Plötzlich wendet der Kunde sich ab, dreht sich um nach einem anderen Kollegen, zu dem benachbarten Kunden, zu dem Lastwagen, der gerade an der Apotheke vorbeidonnert. Vielleicht hat der Kollege etwas lauter gesprochen oder der benachbarte Kunde aufgelacht. Laute oder überraschende akustische Signal, wie das Klingeln des Telefons oder ein Notarztwagen mit Martinshorn auf der Straße, aber auch grelle optische Signale, Flackerlicht, Fernsehen, führen dazu, dass man sich automatisch orientiert (*„Was war das?"*) und die Aufmerksamkeit ganz und gar darauf richtet. In diesem Moment ist der Kunde also nicht mehr bei unserem Gespräch; seine Aufmerksamkeit gilt etwas anderem. Sie sollten wissen: für die nächsten 15 Sekunden ist die Aufnahmebereitschaft des Zuhörers gleich null! Es hat also keinen Sinn weiterzureden und so zu tun, als könnte uns nichts aus der Ruhe bringen. Was tun wir stattdessen? Warten, bis der Kunde seine Aufmerksamkeit wieder auf das Gespräch richtet. Ruhig auf die Störung eingehen: *„Was da wohl wieder passiert ist?"* oder *„Meine Güte, was für lebhafte Kinder!"* Erst dann wieder mit der Erklärung fortfahren, wenn der Kunde sich einem wieder ganz zugewandt hat und wieder „dabei" ist.

Frau Neuling ist gerade im Begriff das Kundenrezept zu bedrucken, da fragt Herr Knieps, ob es nicht günstigere Generika gibt an Stelle der verordneten Originalpräparate. In dem Moment rasselt gerade der Drucker los. Brrrrrt, brrrt, brrt, brrrrt, brrrrrt. Herr Knieps schaut irritiert auf den HV-Tisch und sucht nach der Geräuschquelle. Frau Neuling lächelt entschuldigend. „Einen kleinen Moment noch, ich lasse eben Ihr Rezept bedrucken. - So, jetzt kann ich Ihnen besser antworten."

Nun darf man aber nicht glauben, sobald der Kunde den Blick etwas anderem zuwendet, höre er nicht mehr zu. Der Kunde kann sehr wohl zuhören und sich gleichzeitig umsehen. Nur wenn er über längere Zeit seinen Blick schweifen lässt oder er sich schroff abgewendet hat und jetzt den Blickkontakt meidet, ist es sinnvoll, in der Erklärung eine Pause zu machen. Jetzt beobachtet man die weitere Reaktion des Kunden, lässt ihm Zeit, bis er sich einem wieder zuwendet.
Manchmal hört einem der Kunde aber auch ohne offensichtliche Ablenkung nicht richtig zu.

Frau Neuling hat die zwei verordneten Arzneimittel für die Kundin, eine Mutter mit einem etwa zweijährigen Kind, geholt. Sie legt sie der Kundin auf den HV-Tisch: „Hier sind Nasentropfen und das Antibiotikum für Ihre Tochter." Die Kundin bekommt einen erschrockenen Blick und streckt die Hand nach dem Antibiotikum aus: „Ein Antibiotikum?!" „Genau, dreimal täglich einen halben Messlöffel bekommt ihre Tochter, und die Nasentropfen werden nach Bedarf genommen." „Ein Antibiotikum?" fragt die Kundin zurück. „Davon hat er mir gar nichts gesagt! Wie muss ich ihr das geben?"

Die Kundin hat Frau Neuling gar nicht zugehört, denn sie war so überrascht über das Antibiotikum, dass sie nichts anderes wahrnehmen konnte. Frau Neuling hat das nicht bemerkt, sonst wäre sie zunächst darauf eingegangen, wie Frau Althaas:

„Ein Antibiotikum?!" fragt die Kundin völlig überrascht. „Ja", antwortet Frau Althaas, „hat Ihnen das der Arzt nicht gesagt?" Die Kundin schüttelt den Kopf: „Nein, zumindest habe ich ihn nicht so verstanden. Ist das denn wohl notwendig, gleich ein Antibiotikum zu geben?" „Was hat Ihre Tochter? Ich denke mir eine Mittelohrentzündung?" „Ja, genau, eine Mittelohrentzündung - das hat der Arzt auch gesagt", antwortet die Kundin. „Dann ist es notwendig, ein Antibiotikum einzunehmen, denn nur so

kann die Entzündung im Ohr schnell wieder abheilen und setzt sich nicht fest. Ein Antibiotikum hilft Ihrer Tochter sehr gut, wenn Sie es nach Vorschrift einnehmen." „Ja, wenn Sie meinen ..." sagt die Kundin.

„Hat Ihnen der Arzt gesagt, wie Sie Ihrer Tochter den Saft geben sollen?", fragt nun Frau Althaas. „Nein, ich weiß es zumindest nicht mehr", antwortet die Kundin; ihr Kind quengelt in der Zwischenzeit im Kinderwagen.

„Hier steht es auch schon außen auf der Packung: für Kinder bis zu drei Jahren dreimal täglich einen halben Messlöffel, also morgens, mittags und abends. Am besten geben Sie ihn nach den Mahlzeiten."

Zunächst müssen die Bedenken der Mutter angesprochen werden, erst dann ist sie bereit zuzuhören, wie das Mittel einzunehmen ist. Frau Althaas weckt ihre Aufmerksamkeit durch eine Frage: „Hat Ihnen der Arzt gesagt, wie Sie Ihrer Tochter den Saft geben sollen?" Die Antwort auf die Frage ist Frau Althaas eigentlich schon klar. Denn die Kundin konnte sich nicht daran erinnern, dass sie überhaupt ein Antibiotikum bekommen sollte, also wird sie sich wohl auch nicht an den Einnahmehinweis erinnern. Trotzdem bewirkt diese Frage, dass sich die Kundin schon innerlich auf die nun folgende Information einstellt. Ihre Aufmerksamkeit wird geweckt. Erst jetzt wird sie die Information auch aufnehmen.

Herr Pfifferling möchte eine Salbe gegen Fußpilz. „Wissen Sie, wie diese Salbe anzuwenden ist?", fragt Frau Althaas. „Ja, ja, das weiß ich schon. Das steht ja auch im Beipackzettel." „Genau", antwortet Frau Althaas, „tragen Sie die Salbe zwei bis dreimal täglich auf die befallenen Hautstellen auf. Und nach dem Abklingen der Beschwerden cremen Sie noch zwei bis drei Wochen länger, weil sonst noch Sporen auf der Haut verbleiben können, die gleich im Anschluss wieder Fußpilz auslösen können." „Ach, ja", wundert sich Herr Pfifferling, „so genau wusste ich das nicht. Vielen Dank für die Information!"

Wie weckt Frau Althaas Herrn Pfifferling Aufmerksamkeit für ihre Information über die richtige Anwendung der Salbe? Sie fragt ihn, ob er weiß, wie die Salbe anzuwenden ist. Es ist wichtig zu wissen, dass diese Frage keine echte Frage zur Informationsbeschaffung darstellt, sondern einzig und allein dient, um die Aufmerksamkeit zu erhöhen. Herr Pfifferling bejaht diese Frage zwar, aber während er antwortet, denkt er sich: „So genau weiß ich das nicht mehr, aber was soll daran so schwer sein. Das letzte Mal habe ich sie ja auch richtig angewendet. Und außerdem steht es ja im Beipackzettel. Den muß ich mir gleich zu Hause mal durchlesen. Vielleicht kann man ja doch etwas falsch machen."
Frau Althaas scheint seine Antwort zu überhören. Sie antwortet, als hätte Herr Pfifferling mit nein geantwortet. Sie wollte darauf auch gar keine Antwort, sondern sie wollte, dass sich Herr Pfifferling schon mal gedanklich auf die nun folgende Information einstellt. Das hat Herr Pfifferling auch tatsächlich getan. Und als Frau Althaas ihm nun erklärt, wie die Salbe

gegen Fußpilz anzuwenden ist, hört er ganz genau zu. Die Information erreicht ihn. Er hat verstanden.

Hilfsmittel zum Wecken oder zum Erhalt der Aufmerksamkeit sind Einbeziehen des Zuhörers durch eine direkte Ansprache oder durch rhetorische Fragen. Andere Formulierungen zur Erhöhung der Aufmerksamkeit sind z.B.:

„Vielleicht fragen Sie sich, wie das Mittel eingenommen wird. Nehmen Sie morgens, mittags und abend je zwei Dragees zu den Mahlzeiten."

„Hat Ihnen Ihr Arzt erklärt, wie Sie die Tabletten einnehmen sollen? Hat er? Wahrscheinlich hat er gesagt heute zwei Tabletten, danach jeweils eine - stimmt es?"

„Sie wissen sicherlich, wie das Mittel zu nehmen ist: nämlich..."

4.4 Patientenmotivation

Ungefähr ein Drittel aller Patienten hält sich nicht an die Therapie, weil sie glauben, sie brauchten sie nicht. Um den Nutzen der Arzneimitteleinnahme verständlich zu machen, ist es notwendig, dem Kunden darzulegen, welches Ziel mit der Einnahme erreicht werden kann, oder umgekehrt, was passiert, wenn er sein Arzneimittel nicht nach Anweisung einnimmt.

Eine wichtige Information erreicht ihr Ziel, wenn man es schafft, den Kunden durch verständliche Erklärungen zu motivieren. Hier spricht man die Grundbedürfnisse des Kunden an, meistens das Bedürfnis, so schnell wie möglich wieder gesund zu werden.

Herr Pfifferling wünscht von Frau Althaas eine Salbe gegen Fußpilz. „Möchten Sie eine bestimmte Salbe oder darf ich Ihnen eine empfehlen?", fragt Frau Althaas zurück. „Ja, bitte", antwortet Herr Pfifferling, „empfehlen Sie mir eine Salbe. Ich kann mich nicht mehr an den Namen der Salbe erinnern. Wissen Sie, das ist bestimmt schon drei Jahre her, dass ich das letzte Mal damit Last hatte."

Frau Althaas holt ihm eine Salbe aus der Sichtwahl. „Hier habe ich Ihnen eine Salbe geholt, die den Fußpilz abtötet, so dass Sie in zwei, drei Wochen bald keine Beschwerden mehr haben werden und unbedenklich wieder barfuß laufen können. Sie wirkt aber nur, wenn man sie richtig anwendet. Wissen Sie, wie diese Salbe anzuwenden ist?"

Frau Althaas sagt zunächst, was die Salbe bewirkt, die sie für ihn herausgesucht hat. Das erscheint angesichts des Kundenwunsches, eben: eine Salbe gegen Fußpilz, wie eine überflüssige Wiederholung. Das ist es aber nicht. Denn der Kunde muss wissen, was er von seinem Arzneimittel denn

tatsächlich erwarten kann. Nämlich: was wird sich ändern, wenn ich dieses Mittel nehme? Was sind die Vorteile für mich?
Sie formuliert die Aussage so, dass Herrn Pfifferling der Nutzen der Salbe bewußt wird:

„Mit dieser Salbe werden Sie bald keine Beschwerden mehr haben."
„Mit dieser Salbe werden Sie bald wieder barfuß laufen können."

Sämtliche Informationen können so formuliert werde, dass dem Kunden die Auswirkungen für ihn klar werden. Das wird auch in anderen Beispielen deutlich.

„Das ist ein Mittel, was Ihren Hustenreiz stillt. Damit können Sie dann vielleicht schon heute wieder ruhig schlafen."

„Das Mittel wirkt gegen die Kopf- und Gliederschmerzen bei Ihrer Erkältung und gleichzeitig lässt es noch die Nasenschleimhäute abschwellen. Damit werden Sie sich bald nicht mehr so erschlagen fühlen und Sie bekommen zudem auch wieder besser Luft."

„Dieses Arzneimittel schafft Ihnen...; sichert Ihnen...; erlaubt Ihnen...; erspart Ihnen...; erleichtert Ihnen..."

„Dieses Medikament hat für Sie...; erzielt für Sie..."

„Das bedeutet für Sie, dass...."

Mit den richtigen Argumenten wird der Kunde überzeugt, die Einnahmehinweise auch wirklich zu befolgen.
Um die richtigen Argumente zu finden, ist es wichtig, die wesentlichen Grundbedürfnisse eines jeden Kunden zu kennen. Bei aller Verschiedenheit der Kunden gibt es allgemeingültige Motive, die sein Handeln beeinflussen. Diese lehnen sich an die Kaufmotive der Kunden an - auch hier gibt es gefühlsmäßige und verstandesmäßige Motive.

Das Sicherheitsbedürfnis. Sicherheit ist eines der Grundbedürfnisse des Menschen. Jeder möchte Risiken mindern oder ganz vermeiden. Umgekehrt ist Unsicherheit und Angst eines der Hauptmotive, Arzneimittel nicht einzunehmen.

„Dieses schleimlösende Präparat wird Ihnen gut und schnell helfen, Ihren Husten zu lösen. Es enthält einen lang bekannten, sehr gut untersuchten Wirkstoff, der auch für Kinder häufig verordnet wird."

„Dieses Antibiotikum sollten Sie regelmäßig nach Vorschrift einnehmen, da Sie sonst Ihre Gesundheit aufs Spiel setzen."

Das Gewinnstreben. Der Wunsch, Geld zu sparen oder besonders wirtschaftlich Waren zu erhalten, ist eine Grundidee, die in vielen Verkaufsgesprächen eine wichtige Rolle spielt. Allerdings sollte bei jedem Kauf, vor allem aber beim Kauf von Arzneimitteln, die Qualität der Ware, hier eben die Wirksamkeit und Sicherheit, im Vordergrund der Argumentation stehen.

„Wenn Sie gleich die große Packung mit 100 Tabletten nehmen, sparen Sie 2,- DM pro Fünfzigerpackung."

Das Streben nach Bequemlichkeit. Der einfache, bequeme Weg ist im Vorteil gegenüber dem mühsamen. Alles, was Arbeit, Mühe und Anstrengung spart, wird bevorzugt.

„Die Tabletten lassen sich bequemer auch unterwegs einnehmen."

„Losen Tee aufzubrühen und abzuseihen ist natürlich etwas umständlicher als einfach einen Instant-Tee aufzugießen."

Das Streben nach Ansehen und Prestige. Das Prestigebedürfnis ist ebenfalls ein wichtiges menschliches Motiv. Der Mensch möchte in seiner Eitelkeit und Überheblichkeit bestätigt werden. Er strebt nach Selbstachtung und Anerkennung. Wird dieses Motiv positiv angesprochen, wird die Beziehung gestärkt.

„Ich erzähle Ihnen hier soviel, aber das werden Sie sicherlich alles schon wissen."

„Wie Sie gerade schon richtig gesagt haben, wirkt das Mittel natürlich nur gegen die Symptome. Wenn Sie gegen die Ursachen angehen wollen, könnten Sie..."

Das Bedürfnis nach Kontakt. Hier kann ein angenehmes Gespräch und eine nette Begegnung der Auslöser sein, Ratschläge einzuhalten, oder die Zielsetzung, so schnell wie möglich wieder normalen Kontakt zu seinen Mitmenschen aufnehmen zu können.

„Wenn Sie diese Creme regelmäßig auftragen, können Sie bald schon wieder ins Schwimmbad gehen."

„Mit diesem Mittel gegen Kopfschuppen können Sie schon in zwei Wochen wieder mit dem Kleinen Schwarzen ins Theater gehen."

Zu all den genannten Bedürfnissen und Bestrebungen gibt es zwei Arten zu motivieren: die Zuwendungsmotivation und die Abwendungsmotivation.

Zuwendungsmotivation. Die Grundidee dieser Motivationsart ist: Wenn Sie meinen Rat befolgen, wird es Ihnen bald wieder gut gehen.

„Wenn Sie das Antibiotikum regelmäßig einnehmen, wird es Ihnen schon übermorgen so gut gehen, dass Sie meinen, Bäume ausreißen zu können, und wenn Sie die Tabletten wirklich bis zum Ende aufbrauchen, werden Sie auch keinen Rückfall bekommen."

„Wenn Sie Ihr Asthmaspray richtig anwenden, werden Sie bald wieder gut Luft bekommen und keine Probleme haben, wenn Sie Treppen steigen müssen."

„Wenn Sie das Nasenspray viermal täglich anwenden, werden Sie bald wieder Spaß daran haben, im Frühling spazieren zu gehen."

Diese positive Art der Motivation ist fast für alle Kundentypen geeignet. Vor allem ängstliche, schüchterne, schweigsame und misstrauische Kunden sollten nur auf diese nette Art überzeugt werden, weil sie sonst aus Angst und Übervorsicht alle Ratschläge verdrängen.

Abwendungsmotivation. Die Grundidee lautet: Wenn Sie meinen Rat nicht befolgen, dann wird es Ihnen so richtig schlecht gehen.

„Wenn Sie das Antibiotikum nicht regelmäßig einnehmen, werden Sie diesen lästigen Hustenreiz nicht wieder los. Und wenn Sie Pech haben, wird Ihr Husten zu einem chronischen Problem."

„Wenn Sie Ihr Asthmaspray nicht regelmäßig anwenden, schreitet die Entzündung in Ihren Lungenbläschen weiter fort und Sie werden immer häufiger diese Anfälle der Atemnot bekommen."

„Wenn Sie das Nasenspray nicht regelmäßig anwenden, hilft es auch nicht und Sie werden weiterhin von diesem ewigen Niesreiz geplagt und Ihre Nase läuft, so dass Sie ständig mit einem Taschentuch in der Hand herumlaufen müssen."

Diese Art der Motivation klingt abschreckend, dennoch ist sie gut geeignet, um Argumenten den notwendigen Druck zu vermitteln. Vor allem redselige, rechthaberische, nervöse und aufgeblasene Kunden lassen sich hiermit hin und wieder überzeugen.

4.5 Die Handlungsanweisungen

Nach der guten Motivation ist der Patient nun bereit, sich auf die Therapie einzulassen. Jetzt braucht er ausreichende Information zur richtigen Anwendung. Sehen wir uns nun die Art der Handlungsanweisungen an. Wie schaffen wir es, dass der Patient sie versteht und behält?
Direkt nach einer rhetorischen Frage zum Erhöhen der Aufmerksamkeit oder nach einer motivierenden Bemerkung können die Handlungsanweisungen erfolgen:

„Nehmen Sie die Tabletten dreimal täglich: morgens, mittags und abends!"
„Nehmen Sie sie auf keinen Fall mit Milch!"
„Nehmen Sie sie zu den Mahlzeiten!"

Die wichtigsten Informationen müssen klar und betont gleich nach der motivierenden Frage ausgesprochen werden. In diesem Moment ist die Aufmerksamkeit des Zuhörenden am größten. Danach bietet es sich an, eine Begründung für die Handlungsanweisungen zu geben. Die Begründungen dürfen nicht in der Fachspache, sondern müssen in der Sprache des Kunden formuliert werden. Es sollten Argumente gefunden werden, die den Kunden persönlich betreffen.

„Nehmen Sie diese Tabletten dreimal täglich: morgens, mittags und abends. Nur dann ist immer die ausreichende Menge an Arzneistoff in Ihrem Körper, um Ihren Blutdruck stabil zu halten."

„Nehmen Sie sie auf keinen Fall mit Milch ein. Denn sonst verbindet sich der Wirkstoff mit dem Calcium aus der Milch zu einem unwirksamen Komplex und Sie leiden weiterhin an Ihren Beschwerden."

„Nehmen Sie sie zu den Mahlzeiten, denn die fettlöslichen Vitamine brauchen das Fett aus der Nahrung, um in Ihren Körper aufgenommen zu werden."

Damit der Kunde sich die Handlungsanweisungen auch merken kann, d.h. er sie im Gedächtnis speichert, sollte die Information bestimmten Kriterien entsprechen.

Nachdem die Aufmerksamkeit des Kunden geweckt wird und der Kunde motiviert wird, werden kurz und verständlich die Handlungsanweisungen aufgezählt. Erklärungen müssen in einfachen Worten abgegeben werden, damit die Informationsmenge nicht zu groß wird und die Information weiterhin verständlich bleibt. Weiter sollte keine Formulierung den Kunden ängstigen oder verunsichern, denn dann wird er sich zu Hause nicht mehr erinnern und wahrscheinlich auch Angst haben, das Arzneimittel einzunehmen. Wichtig sind bei der Gedächtnisbildung auch die Wiederholungen.

„So", sagt Frau Althaas mit dem Hustenlöser in der Hand, „hier haben wir Ihr Arzneimittel: ein Mittel zum Hustenlösen. Damit wird sich Ihr Husten bald bessern. Wissen Sie, wie man es einnimmt? Dreimal täglich wird eine Brausetablette in einem großen Glas aufgelöst und getrunken. Also: dreimal täglich, morgens, mittags, abends. Sie können es zu den Mahlzeiten einnehmen. Zum Frühstück, zum Mittagessen und zum Abendbrot eine Tablette in einem großen Glas Wasser. Soll ich es Ihnen noch auf die Packung schreiben? 3 x tägl. 1."

Bedingungen, die die Gedächtnisbildung positiv beeinflussen

- Information ist für den Kunden von Bedeutung
- Information ist gering
- Information ist verständlich
- Information wird wiederholt
- Kunde ist aufmerksam

Bedingungen, die die Gedächtnisbildung negativ beeinflussen

- Informationsmenge ist zu groß
- Informationen sind unverständlich
- Kunde ist unaufmerksam (aufgeregt, ängstlich, nervös)

Wichtig sind in dem Zusammenhang auch die Hinweise darauf, wie lange das Arzneimittel eingenommen werden soll, denn häufig genug werden z.B. Antibiotika abgesetzt, sobald der Leidensdruck nachlässt, d.h. sobald die erste Besserung eintritt. Um dem zuvorzukommen, muss in solchen Fällen ein entsprechender Hinweis gegeben werden.

„Mit diesem Antibiotikum werden Sie sich schon in zwei oder drei Tagen wieder gesund fühlen. Trotzdem sollten Sie dieses Mittel weiter einnehmen, bis die Tabletten aufgebraucht sind, also sieben Tage lang, denn nur so können Sie verhindern, dass es zu einem Rückfall kommt."

In vielen Fällen hängt die Wirksamkeit oder die Verträglichkeit davon ab, ob das Arzneimittel vor, während oder nach den Mahlzeiten eingenommen wird, und dass die Einnahme mit ausreichend Flüssigkeit erfolgt.

Die Handhabung der Arzneimittelpackung. Damit die Arzneimittel richtig zur Wirkung kommen, ist es notwendig, dem Kunden auch Hinweise zum

Umgang mit seiner Arzneimittelpackung mitzugeben. Dazu gehört der Hinweis, z.B. einen Saft vor Gebrauch zu schütteln oder ihn kühl aufzubewahren, damit die Wirksamkeit nicht verloren geht.

Trockensäfte müssen erst zu einer gebrauchsfertigen Lösung aufgefüllt werden. Augentropfen müssen vielleicht erst durch die Mischung der Trockensubstanz mit der Flüssigkeit gemischt werden.

Einige Augentropfflaschen sind mit einer dünnen Folie überzogen, so dass gerade Kunden mit einer Sehschwäche Schwierigkeiten haben können, die Flasche zu öffnen.

Handlungsanweisungen	Beispiele:
Einnahmedauer	Drei Tage lang, Nicht länger als sieben Tage lang, Nur nach Bedarf
Einnahmehäufigkeit	Zweimal täglich, Alle acht Stunden einmal, am besten morgens
Einnahmezeitpunkt	Vor, während oder nach den Mahlzeiten, Eine halbe Stunde vor dem Schlafengehen
Besonderheiten	Mit einem großen Glas Wasser nicht mit Milch, Nicht zusammen mit Antazida

Salbentuben sind in der Zwischenzeit häufig verschweißt und können erst mit dem Dorn auf der Rückseite des Drehverschlusses durchstoßen werden. So gibt es mit sehr vielen unterschiedlichen Packungen Schwierigkeiten, für die man sein eigenes Auge erst schärfen muß. Hierfür ist es sinnvoll, bei der vorgeschriebenen Fertigarzneimittelprüfung Auffälligkeiten zu notieren und sie im Kreis der Mitarbeiter anzusprechen.

Probleme bei der Anwendung des Arzneimittels. Selbst bei scheinbar geläufigen Arzneiformen, wie Suppositorien oder Vaginalzäpfchen darf nicht vergessen werden, dass der Kunde nicht auf die Art der Anwendung vorbereitet ist. Deshalb ist es auch hier sinnvoll, zumindest in einem Satz kurz auf die Art der Anwendung einzugehen.

Hierzu gehört auch, dass Kautabletten wirklich gekaut werden müssen, bevor sie heruntergeschluckt werden, damit der Wirkstoff dann schon fein verteilt im Magen zur Wirkung kommen kann. Sublingualtabletten oder Lutschtabletten müssen im Mund langsam aufgelöst werden, damit der Wirkstoff entweder von der Mundschleimhaut aufgenommen werden oder direkt an Ort und Stelle wirken kann.

Ungewöhnliche Arzneimittelformen wie Asthmasprays, Insulinpens und Transdermale Therapeutische Systeme brauchen bei der Erstanwendung eine ausführliche Erläuterung. Üben Sie zusammen mit Ihren Mitarbeitern, wie man die Anwendung auch für Laien verständlich erklären kann.

Angst vor Nebenwirkungen. Viele Arzneimittel werden aus Angst vor Nebenwirkungen nicht eingenommen.

Einige Ängste sind unbegründet, so dass es hier ausreicht, dem Kunden die Angst zu nehmen und auf die Sicherheit des Arzneimittels hinzuweisen.

Auf der anderen Seite gibt es aber auch genügend Arzneimittel bei denen Nebenwirkungen mit einer hohen Wahrscheinlichkeit auftreten. Hier ist es wichtig, den Kunden darauf hinzuweisen, so dass er sich darauf einstellen kann und nicht vor lauter Schreck bei Auftreten der Nebenwirkungen die Einnahme des Arzneimittels einstellt.

Um Sicherheit für eine gute Beratung zu bekommen, hilft es, sich vorher im Gespräch mit anderen Mitarbeitern wichtige Nebenwirkungen ins Gedächtnis zu rufen, auf die der Patient hingewiesen werden sollte. Überlegen Sie sich auch Hinweise dazu, wie lange die Nebenwirkungen voraussichtlich anhalten werden und wie der Patient damit umgehen kann.

Interaktionen, Kontraindikationen. Wichtige Wechselwirkungen zwischen Arzneimitteln und die wichtigsten Kontraindikationen sollte man kennen, um im Einzelfall den Kunden darauf ansprechen zu können oder mit dem Arzt Rücksprache zu halten. Auch hier sollte man sich im Team zusammensetzen und nacheinander die wichtigsten Wirkstoffgruppen besprechen, damit alle Miratbeiter über die Beratungsinhalte informiert sind.

Verspäteter Wirkungseintritt. Viele Patienten setzen ihr Medikament ab, weil sie meinen, es hilft nicht, und das nur, weil sie nicht wissen, dass die Wirkung erst nach längerer Zeit eintritt (Bsp.: Cromoglicinsäure, Antidepressiva, ...). Hier ist es notwendig, den Kunden darüber informieren, damit er sich darauf einstellen kann.

Arzneimittelsteckbriefe. Alle diese Informationen können die Apothekenmitarbeiter in Form von Arzneimittelsteckbriefen festhalten. Ein solcher Steckbrief kann die Wirkung und den Nutzen von Arzneimittelgruppen erklären und zudem wichtige Hinweise zur Einnahme, zu Nebenwirkungen, Wechselwirkungen und Interaktionen enthalten, damit im Beratungsgespräch das notwendige Wissen parat ist und über die entsprechenden Formulierungen nicht erst lang nachgedacht werden muss.

Solche Steckbriefe können ebenfalls zu Arzneiformen erstellt werden; hier können alle Besonderheiten bei der Anwendung eines Zäpfchens, von Nasentropfen, magensaftresistenten Tabletten, Trockensäften, Lutschtabletten, Vaginalsuppositorien, Dosieraerosolen usw. zusammengefasst sein.

Beispiel Arzneiform: Trockensäfte

Herstellung des Safts	Trockensaft mit Wasser zur Hälfte auffüllen, gut schütteln, Schaum absetzen lassen, bis zum Eichstrich auffüllen, nochmals gut schütteln
Hinweis	Vor Gebrauch zu schütteln

Beispiel Indikation: hustenlösende Mittel

Wirkung	Spalten den Schleim auf den Bronchien,
Konsequenz	Erleichtern das Abhusten, Lassen den Husten schneller abklingen

Beispiel Wirkstoff: Amoxicillin, Ampicillin, Penicillin V

Einnahmehäufigkeit	3 x täglich	Damit der Wirkstoffspiegel konstant bleibt
Einnahmedauer	meist ca. 7 Tage lang	auch wenn die Beschwerden nachgelassen haben, um wiederkehrende Infektionen zu vermeiden
Einnahmeart	Saft zum Einnehmen Tabletten	
Nebenwirkungen	Magenbeschwerden, Durchfälle, verschwinden bei Absetzen des Medikaments	

4.6 Die ausführliche Beratung

In einem Beispiel einer Rezepteinlösung wird noch einmal klar, welche Punkte ein ausführliches Beratungsgespräch aufgreifen muss.

Frau Neuling holt drei Medikamente, die der Arzt Herrn Pektus verordnet hat, und legt sie dem Kunden hin: „Hier bitte schön, Ihre Medikamente. Macht bitte vierundzwanzig Mark." „Vierundzwanzig Mark, das ist aber viel. Was hat er mir überhaupt aufgeschrieben? Ich sollte doch nur was gegen den Husten bekommen? Und jetzt habe ich gleich drei Sachen? Was ist denn das überhaupt? Will der mich vergiften?"

Der Kunde ist verunsichert. Der Arzt hat ihm nämlich nicht erklärt, was er ihm verordnet, und er hat erst recht nicht erklärt, warum er es nehmen soll. Frau Neuling sagt zunächst nichts und wird durch die Fragen des Kunden gleich an die Wand gedrängt. Der Kunde ärgert sich über den Arzneimittelberg, der für ihn bestimmt ist, und lässt seinen Ärger an Frau Neuling aus. Frau Neuling gerät in die Verteidigung und wird Schwierigkeiten haben, Herrn Pektus zu überzeugen.

Frau Althaas sucht im selben Fall die drei Medikamente zusammen: „Hier habe ich Ihre Medikamente!" Dabei legt sie sie aber noch nicht auf den HV-Tisch. „Herr Pektus, das ist für Sie?" Herr Pektus nickt, aber schaut schon etwas irritiert auf seine Medikamente. „Der Arzt hat Ihnen drei Sachen gegen Ihren Husten aufgeschrieben." „Drei Sachen?", wirft Herr Pektus ein. „Davon hat er mir nichts gesagt." „Sie scheinen eine starke Bronchitis zu haben?", Frau Althaas schaut ihn fragend an, Herr Pektus wiegt den Kopf hin und her: „Ja, so etwas hat der Doktor auch gesagt." Frau Althaas fährt fort: „Dagegen gibt er Ihnen ein Antibiotikum", und sie legt ihm die Packung vor die Nase. „Diese Tabletten helfen Ihrem Körper im Kampf gegen die Bakterien, die Ihnen die Bronchitis beschert haben. Sie werden Ihre Beschwerden bald los sein, wenn Sie die Tabletten regelmäßig dreimal täglich, also morgens, mittags und abends einnehmen. Ich schreibe es Ihnen auf die Packung : 3x täglich eine Tablette. Nehmen Sie sie auch weiter, wenn Sie meinen, die Beschwerden seien schon fast verschwunden. Sonst kann es leicht zu einem Rückfall kommen." Herr Pektus nimmt die Packung in die Hand und besieht sie sich. Dann legt er sie wieder auf den Tisch und schaut erwartungsvoll auf die anderen beiden Packungen, die noch in Frau Althaas Hand verborgen sind. Frau Althaas fährt fort: „Zur Unterstützung der Heilung hat Ihnen der Doktor hier", und sie legt ihm die Packung auf den Tisch, „ein hustenlösendes Mittel verschrieben. Das spaltet den Schleim, der auf Ihren Bronchien festsitzt. Das bedeutet für Sie, dass Sie besser abhusten können. Es sind Brausetabletten; sie werden in einem großen Glas aufgelöst und getrunken. Auch die werden dreimal täglich eingenommen, also: 3x täglich eine." Frau Althaas schreibt den Hinweis wieder auf die Arzneimittelpackung. „Sie sollten sie nicht zusammen mit dem Antibiotikum einneh-

men, weil die beiden Arzneimittel sich gegenseitig in ihrer Wirkung behin-
dern. Wenn Sie das Antibiotikum eine halbe Stunde vor dem Essen einnehmen, nehmen Sie den Hustenlöser am besten eine Stunde nach dem
Essen." Herr Pektus nimmt die Arzneimittelpackung in die Hand, sieht sie
sich kurz an und fragt dann: „Und was ist da noch?" Frau Althaas zeigt
ihm die letzte Arzneimittelpackung: „Damit Sie besser schlafen können,
hat Ihnen der Doktor ein hustenreizstillendes Medikament verordnet. Die
Tabletten werden zur Nacht genommen: eine halbe Stunde vor dem Schlafengehen eine Tablette." Sie nimmt die Packung und schreibt darauf: eine
Tablette zur Nacht. Dann sieht sie den Kunden fragend an und lässt ihm
Zeit, seine Sorgen zu formulieren: „Und wie sieht es bei all den Sachen mit
Nebenwirkungen aus? Gerade Antibiotika - die sind doch gefährlich!" „Das
stimmt", antwortet Frau Althaas, „gerade Antibiotika sind stark wirksame Substanzen. Das wird Ihnen in Ihrem Fall auch stark helfen. Schwäche-
re Arzneimittel reichen in Ihrem Fall nicht aus." Herr Pektus scheint es
einzusehen. „Aber die Nebenwirkungen!" „Stark wirksame Medikamente
haben auch Nebenwirkungen. Ihr Antibiotikum zum Beispiel verursacht
vielleicht einen Durchfall bei Ihnen. Der kommt dadurch zustande, dass
das Mittel auch die nützlichen Darmbakterien abtötet. Bei Absetzen des
Mittels wird sich jedoch alles wieder normalisieren." Dann fragt sie nach:
„Kann ich Ihnen noch etwas erklären?" Herr Pektus schüttelt den Kopf:
„Nein, danke, ich glaube, ich habe alles verstanden. Danke, dass Sie mir
das alles so ausführlich erklärt haben. Zuerst habe ich einen ganz schö-
nen Schreck gekriegt über die vielen Packungen. Aber jetzt ist mir alles
klar!"

Die ausführliche Beratung

- Nennt zu jedem Arzneimittel den Zweck der Einnahme.
- Beschreibt die Konsequenzen der Arzneimitteleinnahme bzw.
  der Nicht-Einnahme.
- Motiviert den Kunden durch Ansprechen seiner Bedürfnisse.
- Gibt klare Handlungsanweisungen bzgl. der Einnahmehäufig-
  keit und -dauer.
- Überträgt die Einnahmeanweisungen auf die Arzneimittel-
  packung.
- Gibt dem Kunden Zeit, mit seinem Medikament vertraut zu
  werden.
- Gibt Hinweise auf evtl. Nebenwirkungen, Wechselwirkungen,
  Kontraindikationen.

5

Der Verkauf

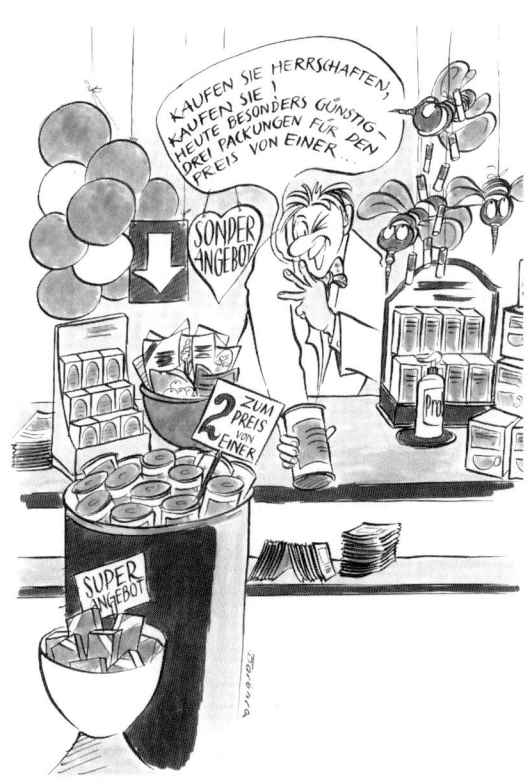

Neben der Beratung verfolgen Kundengespräche in Apotheken meist das Ziel, ein Produkt zu verkaufen. Für den Apotheker auf der einen Seite bedeutet dieser Verkauf einen gewinnbringenden Absatz von Ware. Auf der anderen Seite steht der Kunde; auch er möchte mit dem Kauf etwas erreichen - er möchte zufrieden gestellt werden. Wichtig für einen gelungenen Verkauf ist es sich klarzumachen, aus welchen Gründen der Kunde die Apotheke betritt und etwas kaufen will. Also: was will der Kunde?

Der Kunde betritt die Apotheke aus den unterschiedlichsten Gründen. Er kommt, um ein nettes Gespräch zu führen. Vielleicht möchte er eine Information oder einen guten Rat. Häufig möchte er etwas kaufen.

Nun ist dieser Kauf nicht der Selbstzweck, sondern ein Mittel zum Zweck, ein Bedürfnis zu befriedigen. Der Kunde kauft etwas, um gesund zu werden, um bald wieder am „normalen" Leben teilnehmen zu können. Er kauft etwas, um sich länger jung zu fühlen oder um jung auszusehen. Entscheidend für den Verlauf eines Verkaufsgesprächs ist es zu erkennen, welches Ziel der Kunde mit dem Kauf der Ware verfolgt. Denn wenn es dem Verkäufer gelingt, die Bedürfnisse des Kunden anzusprechen, wird es ihm gelingen, erfolgreich zu argumentieren und den Einwänden des Kunden zu begegnen.

Was sich hier so theoretisch anhört, fällt leicht, wenn sich im Verlauf des Gesprächs eine gute Beziehung zum Kunden aufgebaut hat. Dadurch dass man dem Kunden eine durchgängig positive Grundhaltung entgegenbringt, dass man sich intensiv dem Kunden zuwendet und sich auf ihn einstellt, fällt es schließlich leicht, sich als Apothekenmitarbeiter in den Kunden hineinzuversetzen, mit ihm „mitzufühlen" und ihn auf diese Weise zu verstehen und seine Motive zu erkennen.

Bedenken gegen das Verkaufen. Der Kunde betritt die Apotheke mit dem Wunsch, etwas zu *kaufen*. Nun wird man aber nur selten einen Apotheker finden, der über sich selbst sagen würde, er hätte den Wunsch, etwas zu *verkaufen*. Wunderlicherweise gibt gerade bei Apothekern moralische Bedenken gegen das „Verkaufen".

„Nein! Ich will den Leuten nichts „verkaufen".
„Ich schwatze den Leuten doch nichts auf!"
„Ich will mich nicht an der Krankheit meiner Kunden bereichern!"

Das Wort „Verkaufen" ist in Apothekenkreisen negativ besetzt. Dennoch ist die öffentliche Apotheke nach geltendem Recht ein Gewerbebetrieb, in dem Waren gekauft und an den Endverbraucher verkauft werden. Unser Selbstbild scheint das „Verkaufen" auszuschließen: Wir kaufen Ware (vom Großhändler, vom Hersteller). Hier haben wir die Möglichkeit durch kaufmännische List besonders gute Konditionen auszuhandeln und einen günstigen Einkaufspreis zu erzielen. Hiermit endet aber schon unser Handeln als Kaufmann. Denn unsere Ware (hauptsächlich Arzneimittel) geben wir an den Endverbraucher (unsere Kunden) ab - wie gesagt: wir scheinen sie nicht zu verkaufen!

Unsere Tätigkeit besteht also neben der uneigennützigen Beratung (Kapitel 4) in der *Abgabe* der Arzneimittel auf schriftlichen oder mündlichen Wunsch.

Hier verzerrt unser idealistisches Selbstbild die Wirklichkeit. Natürlich verkaufen wir dem Kunden die Arzneimittel, auch wenn er sie vielleicht nicht selbst bezahlt, sondern seine Krankenkasse die Kosten übernimmt. Wir verkaufen sie ihm auch auf eine schriftliche Empfehlung hin (Rezept), denn wir bekommen für unsere Waren einen finanziellen Gegenwert. Mit der Differenz aus den Verkaufs- und den Einkaufspreisen wird der gesamte Betrieb der Apotheke bezahlt. Anders gesagt: mit dem Verkauf von Arzneimitteln ermöglichen wir den Erhalt der Apotheke, also unsere Arbeitsplätze.

Eine „andere" Einstellung. Mit dem Verkauf von Arzneimitteln erhalten wir auf der einen Seite unsere Apotheke, auf der anderen Seite helfen wir damit unseren Kunden. Denn zu einem Verkauf gehören immer zwei Parteien: eine, die verkauft - und dadurch einen finanziellen Gewinn erzielt - und eine, die kauft - und dadurch ebenfalls für sich einen Gewinn erzielt, denn sonst käme der Kauf nicht zustande. Als Verkäufer können wir nun den zu erzielenden Gewinn des Kunden in den Mittelpunkt stellen. Hiermit denken wir an den anderen zuerst, also alterozentrisch, statt egozentrisch. Sobald wir im Verkaufsgespräch daran denken, wie wir für den Kunden das beste erreichen können, bedeutet „Verkaufen" plötzlich nicht mehr „dem Kunden das Geld aus der Tasche ziehen", sondern „ihm helfen, seine Bedürfnisse zu befriedigen". Diese Hilfe kostet Geld, denn schließlich hat jede Ware ihren Preis. Und dabei wird schließlich auch der finanzielle Gewinn für die Apotheke abfallen. Doch sollte dieser Aspekt im Verkaufsgespräch nebensächlich sein, denn der eigentliche Gewinn ist zunächst die Zufriedenheit des Kunden. Dieser Kunde wird wiederkommen und kaufen, und dabei langfristig auch zum finanziellen Gewinn beitragen.

Das Verkaufsdreieck. In jeder Verkaufssituation spielen drei Faktoren die Hauptrollen: nämlich der Verkäufer, der Kunde und die Ware. Diese drei Faktoren stehen in einer engen Wechselwirkung zueinander: entscheidend für den Verlauf eines Verkaufsgespräch ist die Beziehung des Verkäufers zur Ware, die Beziehung des Verkäufers zum Kunden und schließlich die Beziehung des Käufers zu der Ware.

Die Beziehung des Verkäufers zur Ware. Der Apothekenmitarbeiter sollte sich, wenn möglich, voll und ganz mit seiner Ware identifizieren und keinerlei persönliche oder sachliche Vorbehalte gegen die Waren haben. Das bedeutet, dass er von der Wirkung des Arzneimittels überzeugt ist, dass er sich sicher ist, mit dieser Empfehlung dem Kunden das Beste zu bieten, dass er keine Zweifel hat, ob die Ware ihren Preis auch wert ist. Genauso muss er die eventuellen Mängel seines Angebots genau kennen und genauso zu ihnen stehen. Hier spielt das Fachwissen über die jeweiligen Arzneimittel eine entscheidende Rolle. Je mehr man über das entsprechende Medikament weiß und über seinen Stellenwert im gesamten Warensortiment, desto sicherer steht man dem Kunden gegenüber und desto überzeugender kann man die Eigenschaften des Arzneimittels herausstellen.

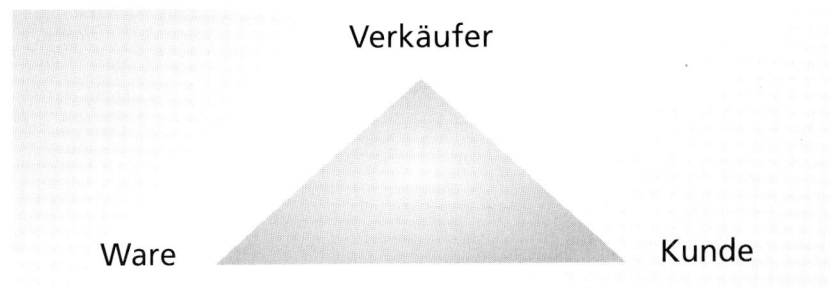

Verkäufer

Ware   Kunde

Die Ware, die ein Verkäufer anbietet, steht stellvertretend für den gesamten Betrieb. Mit anderen Worten: mit jedem Arzneimittel verkauft der Apothekenmitarbeiter ein Stück der Apotheke. Hier ist das Betriebsklima von Bedeutung, die Abstimmung des Angebots mit den Mitarbeitern im Handverkauf, die Einrichtung der Freiwahl, die Bestückung der Sichtwahl und die Abstimmung der Empfehlungen im Handverkauf.

Frau Neuling weiß, dass sie bei einem Kunden mit Wunsch nach einem Arzneimittel gegen Husten immer den speziellen Hustensaft empfehlen soll, der in der Sonnenschein-Apotheke selbst hergestellt wird. Dem kommt sie auch nach.
„Sie brauchen etwas gegen einen Erkältungshusten?" fragt sie etwas monoton. „Dafür bieten wir Ihnen diesen Hustensaft an: Er wirkt hustenlösend und zudem soll er auch noch ganz gut schmecken." Die meisten Kunden entscheiden sich meistens doch für einen anderen Hustensaft, häufig für einen aus der Fernsehwerbung.
Nun hat auch Frau Neuling einmal selbst eine Erkältung mit einem lästigen Husten, und sie probiert diesen speziellen Hustensaft aus Neugier selbst einmal aus. Er hilft ihr überraschend gut. Ihr Husten ist in wenigen Tagen gelöst und Frau Neuling schnell wieder ganz gesund.
Bei ihrem nächsten Kunden mit Husten empfiehlt sie ihm ganz begeistert „ihren" Hustensaft: „Da kann ich Ihnen unseren Hustensaft nur empfehlen! Er wirkt stark und schnell - bei Husten nehme ich selbst nichts anderes mehr!" Plötzlich sind die Kunden überzeugt.

Dadurch, dass sich Frau Neuling mit ihrer Empfehlung identifiziert, kann sie die Kunden auch überzeugen. Jetzt glaubt sie wirklich, den Kunden etwas Gutes zu empfehlen, und das vermittelt sie vor allem im nonverbalen Anteil ihrer Empfehlung, im Klang der Stimme, in der emotionalen Anteilnahme usw.

Die Beziehung zwischen dem Verkäufer und dem Kunden. Die Beziehung zwischen beiden Gesprächsteilnehmern sollte möglichst positiv sein. Der Verkäufer tritt dem Kunden freundlich entgegen. Er ist ihm ganz zugewandt und ist in der Lage seine Bedürfnisse und Interessen zu erkennen und darauf einzugehen. Dieser Aspekt beinhaltet den guten ersten Eindruck, wie auch die Eröffnung und die Phase der Informationssammlung. Denn in jeder Phase versucht der Apothekenmitarbeiter durch Freundlichkeit und optimale Zuwendung, den Kunden mit seinen Wünschen und Bedürfnissen zu verstehen und dabei sein Vertrauen zu gewinnen. Dazu gehört aber auch, dass der Apothekenmitarbeiter in der Rolle des Verkäufers die Beziehung des Kunden zu der gewünschten Ware erfasst, dass er die Kaufmotive richtig erkennt.

Die Beziehung des Kunden zur Ware. Für einen erfolgreichen Verkauf ist es entscheidend, dass der Kunde eine positive Beziehung zur angebotenen Ware entwickelt.

Hier kommt es darauf an, wie der Verkäufer die Eigenschaften der Ware formulieren kann. Das Ziel ist es, so zu argumentieren, dass der Kunde sich nach dem Gespräch sicher ist, dass diese Ware genau das Richtige für ihn ist.

5.1 Die Kaufmotive

Im Mittelpunkt des Verkaufs stehen die Kaufmotive des Kunden. Allgemein wird als Motiv der Beweggrund eines Verhaltens bezeichnet, also das, was einen Menschen bewegt (lat. movere), etwas zu tun. Es umfasst alles, was das menschliche Verhalten auslöst, antreibt oder ihm die Richtung gibt. Häufig wird ein Motiv mit den Begriffen Trieb, Bedürfnis, Bestreben oder Wunsch beschrieben.

Bei einem erfolgreichen Verkauf erwirbt der Kunde eine Ware nicht zum Selbstzweck, sondern zur Befriedigung seiner Motive.

„Bitte schön, was wünschen Sie?", fragt Frau Neuling eine Kundin. „Ich hätte gern ein gutes Vitaminpräparat", antwortet die Kundin. Frau Neuling holt sehr preisgünstige Multivitaminbrausetabletten aus der Sichtwahl: „Da kann ich Ihnen unsere Mulvit empfehlen. Die enthalten die wichtigsten Vitamine, und 20 Brausetabletten kosten zudem nur 4 Mark 95." „Ja, aber...", wendet die Kundin ein, „sind die denn auch wirklich gut? Die sind ja wirklich billig..." „Ja, die sind sehr günstig", antwortet Frau Neuling. „Und alle wichtigen Vitamine sind ausreichend hoch dosiert." „Ich weiß nicht", wendet die Kundin wieder ein. „Ich habe gestern im Fernsehen von einem Mittel gehört, das vor allem für Frauen mit der Doppelbelastung Haushalt und Beruf angeboten wird. Haben Sie das auch?" „Ach, das möchten Sie?", antwortet Frau Neuling. „Aber das ist fast doppelt so teuer, und da sind nur drei der Vitamine enthalten, die in unserem Mul-

vit sind. Glauben Sie mir, Sie bekommen mehr für Ihr Geld, wenn Sie das hier nehmen." Die Kundin zögert: „Ja, ich weiß nicht so recht. Das möchte ich mir doch lieber noch einmal überlegen..."

Die Kundin möchte nicht einfach Vitamintabletten kaufen, sondern sie möchte diese Tabletten, um etwas für sich zu tun, um sich besser zu fühlen und um dem Alltagsstress besser begegnen zu können. Sie braucht etwas für ihre Selbstachtung und im Gespräch mit einem Apothekenmitarbeiter sucht sie wahrscheinlich auch soziale Anerkennung. Frau Neuling versucht an ihre Geldersparnis und die Zweckmäßigkeit zu appellieren. Die beiden reden aneinander vorbei, und der Kauf kommt nicht zustande. Dabei wäre es leicht gewesen, auf die Motive der Kundin einzugehen.

„Ich habe gestern im Fernsehen von einem Mittel gehört, das genau auf Frauen mit der Doppelbelastung Familie und Beruf zugeschnitten ist. Haben Sie das auch?", fragt die Kundin. „Ja, natürlich", antwortet Frau Althaas, „das haben wir wohl auch. Sie möchten also etwas, was Sie gegen Stress schützt und Sie bei einer hohen Belastung innerlich stärkt?" „Ja, genau", antwortet die Kundin. „Dann brauchen Sie nicht nur die B-Vitamine, die in den Vitamintabletten aus dem Fernsehen enthalten sind, sondern vor allem auch Vitamin E gegen beschleunigte Abbauvorgänge der Zellen, und Sie brauchen auch Vitamin C, was Ihre Abwehr stärkt. Denn gerade bei starker Belastung wird man doch anfällig für Erkältungen und andere Infektionskrankheiten. Gerade in Ihrem Fall kann ich Ihnen unsere Mulvit-Brausetabletten ganz besonders empfehlen." „Ach, das hört sich ja wirklich gut an", antwortet die Kundin. „Ich glaube, ich probiere die mal aus. Und wie gut, dass die auch noch so günstig sind!"

Die Motivationspsychologen erklären das Geschehen so: Der Wunsch der Kundin nach einem Mittel, das sie gegen Stress schützt, erzeugt in ihr eine Spannung. Dieser Spannungszustand motiviert sie zu einem Verhalten, was darauf ausgerichtet ist, diese Spannung abzubauen (nämlich genau diese Multivitamintabletten zu kaufen, um ihr Bedürfnis zu erfüllen). Wenn der Verkäufer diesen Spannungszustand nicht erfasst, sondern die Ware mit den falschen Argumenten anbietet, wird die Ware für die Kundin uninteressant und wertlos. Die Spannung kann nicht abgebaut werden, weil die Ware nicht mehr ihren Zweck erfüllt.

Umgekehrt kann ein guter, „aktiver" Verkäufer versuchen, die Ware für seine Kunden begehrlich zu machen, in dem er mögliche Kaufmotive anspricht. Dadurch baut er selbst eine Spannung im Kunden auf, die durch den nun folgenden Kauf abgebaut werden kann.

Es ist nicht immer leicht, die für den Kauf entsprechenden Kaufmotive herauszufinden. Unterschiedliche Kunden kaufen ein gleiches Produkt aus unterschiedlichen Motiven heraus, und ein und derselbe Kunde kauft seinen Hustendämpfer sicherlich aus einem anderen Grund als seine Hautcreme.

Es gibt auf dem Gebiet der Motivationspsychologie eine scheinbar unendliche Zahl an Bedürfnissen. Ich halte mich bei meiner Auswahl an Werner

Correll, einem Psychologen aus dem Bereich Überzeugungs- und Führungs-psychologie.

Die Grundbedürfnisse des Menschen

Correll teilt die Bedürfnisse des Menschen zunächst in physiologische und psychische Bedürfnisse.

Die physiologischen Bedürfnisse können auch als Selbsterhaltungs- oder Arterhaltungstrieb bezeichnet werden. Hierzu gehören das Bedürfnis nach Nahrungsaufnahme bei Hunger, nach Flüssigkeit bei Durst und - für unseren Zweck besonders wichtig - das Bedürfnis nach Gesundheit bei körperlichen Beschwerden, wie z.b. nach Schmerzausschaltung bei Schmerzen. Diese Bedürfnisse sind wenig zu beeinflussen. Sie sind entweder vorhanden oder nicht und müssen befriedigt werden. Kunden mit physiologischen Bedürfnissen brauchen keine weitere Motivation. Wir werden allerdings später sehen, dass das Motiv „Gesundheit" sich komplexer darstellt, als es zunächst scheint.

Die psychischen Grundbedürfnisse sind nach Correll abhängig von den jeweiligen Lebensumständen der Menschen. Dabei haben sich für unsere gesellschaftlichen Verhältnisse fünf Grundmotive herauskristallisiert, nämlich „soziale Anerkennung", „Sicherheit und Geborgenheit", „Vertrauen und Zuneigung", „Selbstachtung" und „Unabhängigkeit". Sie werden von Correll in Form einer Pyramide angeordnet. Das erste Motiv ist das, wonach der Mensch im Augenblick strebt. Es handelt sich bei der Anordnung um ein dynamisches Modell. Ist das eine Bedürfnis erfüllt, rückt ein anderes Motiv an die erste Stelle. Dieses Modell beschreibt die ständige Unzufriedenheit der Menschen: immer ist zumindest eines der Grundbedürfnisse nicht vollständig erfüllt und „motiviert" diesen Menschen, etwas zu tun.

Für den Verkauf bedeutet das: Unzufriedene Menschen sind motivierbar, denn sie sind wie alle auf der Suche nach der Erfüllung ihrer unbefriedigten Bedürfnisse.

Das Bedürfnis nach sozialer Anerkennung

Jeder Mensch hat das Bedürfnis, um seiner Leistung oder seiner Position willen anerkannt zu werden. Um dieses Motiv zu erfüllen, entwickeln Menschen Ehrgeiz.

Der Wunsch, schnell wieder arbeitsfähig zu sein, um keine Ausfallzeiten im Beruf zu haben, entspringt diesem Bedürfnis, genauso wie der Wunsch, nicht krank zu werden, um leistungsfähig zu bleiben.

„Bitte geben Sie mir etwas zur Stärkung meiner Abwehr. Ich kann es mir jetzt nicht leisten, krank zu werden." - „Hier, bitte schön, da kann ich Ihnen dieses Mittel empfehlen. Während alle anderen mit einer Erkältung im Bett liegen, werden Sie über die Erkältungsviren nur lachen können."

Aus dem Motiv der sozialen Anerkennung heraus kaufen sich Ihre Kunden vielleicht Mineralstoff- und Multivitaminpräparate, Sportleraufbaunahrung, Knoblauch und Ginseng, aber auch Hautnährcremes und Bodylotions - um für die anderen leistungsfähig und stark, jung und schön zu bleiben.

„Wenn Sie dieses Mineralstoffpräparat regelmäßig nehmen, werden Sie den Jüngeren davonlaufen."

„Mit diesem Mittel gegen Heiserkeit werden Sie übermorgen mit Ihrer Rede alle Gegner überzeugen können."

Menschen mit einem hohen Bedürfnis nach sozialer Anerkennung legen hohen Wert auf Statussymbole und kaufen Prestigemarken. So werden solche Menschen gerne Originalpräparate statt Generika kaufen, wenn sie diese aus der Werbung kennen. Sie verlangen die teure Apothekenkosmetik für den Herrn und das überteuerte Mittel gegen Haarausfall, ob es hilft oder nicht.
Beim Umgang mit diesen Kunden ist es wichtig, diesen spüren zu lassen, dass wir ihn anerkennen. Wir werden ihn nicht bevormunden, denn er will sehr wohl selbst entscheiden. Er braucht das Gefühl, geachtet zu sein.

„Ja, da haben Sie sich schon für das beste Mittel auf dem Markt entschieden. Gerade für Sie kommt sicherlich auch nur das in Frage..."

Der typische Kunde mit dem Bedürfnis nach sozialer Anerkennung ist der Arrogante, der es braucht, geschätzt und gebauchpinselt zu werden. Aber genauso braucht der Besserwisser von uns das Gefühl, dass wir ihn anerkennen. Und der Unsichere kann sich vielleicht plötzlich selbst entscheiden, wenn er merkt, dass wir ihm diese Entscheidung sehr wohl zutrauen.

Das Bedürfnis nach Sicherheit und Geborgenheit

In jedem von uns steckt der Wunsch, uns in einer Gruppe von Menschen wohl zu fühlen, dort quasi zu Hause zu sein. Dahinter steht das Streben nach Transparenz und Überschaubarkeit der Situation.

1.
Soziale
Anerkennung

2.
Sicherheit und
Geborgenheit

3.
Vertrauen und Zuneigung

4.
Selbstachtung

5.
Unabhängigkeit

nach: W. Correll

Für die Verkaufssituation bedeutet das: der Wunsch nach Ehrlichkeit und Zutrauen in den Verkäufer und der Wunsch nach verständlicher Information.

Menschen mit einem hohen Bedürfnis an Sicherheit und Geborgenheit möchten Bescheid wissen. Sie möchten informiert werden über die möglichen Angebote und die jeweiligen Vorzüge und Nachteile.

„Dieses Kopfschmerzmittel wirkt stark und schnell. Der Hersteller hat nachgewiesen, dass eine ausreichende Menge an Wirkstoff bereits nach einer Viertelstunde vom Körper aufgenommen ist."

„Ich empfehle am liebsten diese Halsschmerztabletten, weil sie sowohl gegen die Infektion wirken als auch gegen die Schmerzen."

Auch diese Kunden wollen selbst entscheiden. Sie brauchen überschaubare Informationen, um zu verstehen, warum sie sich für das eine oder das andere Arzneimittel entscheiden.

„Die meisten Studien gibt es über dieses hustenlösende Mittel. Es handelt sich wirklich um ein altbewährtes Präparat."

„Hiermit gehen Sie kein Risiko ein."

„Dieser Hersteller garantiert für seine Qualität."

„Dieses Arzneimitteln ist schon seit sehr langer Zeit bekannt und hat sich als sehr gut verträglich bewiesen."

„Gerade zu diesem Mittel gibt es viele Untersuchungen, die alle ein gute und schnelle Wirkung nachgewiesen haben."

Kunden, die durch das Motiv „Sicherheit" angetrieben sind, kaufen Präparate aus Angst vor möglichen Krankheiten. Sie füllen ihre Hausapotheke auf, obwohl sie selbst kerngesund sind, und auch keine Krankheit in Sicht ist. Sie nehmen die große Packung, um immer etwas im Haus zu haben. Sie nehmen lieber auch noch das Erkältungsbad mit, falls der Schnupfen schlimmer wird.

Der typische Kunde mit einem hohen Bedürfnis an Sicherheit und Geborgenheit ist der ängstliche Kunde. Aber auch der Misstrauische wird sich durch einen Appell an sein Sicherheitsbedürfnis überzeugen lassen. Und der Eilige wird sich bei Ansprache der Sicherheit das nächste Mal vielleicht mehr Zeit lassen.

Das Bedürfnis nach Vertrauen und Zuneigung

Jeder Mensch braucht Vertrauen und Zuneigung. Die Kunden, deren Bedürfnis danach besonders ausgeprägt ist, brauchen im Verkaufsgespräch eine besonders vertrauensvolle Zuwendung. Sie kommen wahrscheinlich nur in Ihre Apotheke, weil Sie immer so nett sind oder weil Sie sie wirklich mögen. Angetrieben werden sie von einem besonderen Kontaktbedürfnis.

Sie wollen erzählen, wie es ihnen geht, und sie wollen, dass man ihnen wirklich zuhört. Sie brauchen eine Empfehlung, die ihnen gut tut.

„Diese Kopfschmerztabletten werden Ihnen schnell Linderung bringen."

„Dieser Hustenstiller befreit Sie von Ihrer lästigen Qual."

Ein solcher Kunde möchte einen persönlichen Kontakt mit dem Verkäufer. Er möchte wissen, was wir bei Husten einnehmen und was bei Kopfschmerzen, und ob wir auch das Sonnenschutzmittel nehmen oder ob wir es nur verkaufen wollen.

„Also ich empfehle am liebsten diesen Hustensaft. Der hilft mir selbst am besten."

„Ich nehme meistens diese Kopfschmerztabletten. Die helfen mir schnell und gut."

Kunden mit dem Motiv „Zuneigung" kaufen für andere, um ihnen zu helfen. Sie kaufen, weil ein anderer ihnen etwas empfohlen hat. Sie kaufen, um einfach einen Grund zu haben, in die Apotheke zu kommen.

Der typische Kundentyp ist der redselige Kunde, aber auch der Misstrauische wird auf einen persönlichen Verkaufsstil einsteigen. Und auch der Unsichere wird sich gut aufgehoben fühlen.

Das Bedürfnis nach Selbstachtung

Das Bedürfnis nach Selbstachtung scheint bei vielen Menschen stark ausgeprägt zu sein. Entsprechende Persönlichkeiten streben nach Übereinstimmung der Entscheidungen mit ihren subjektiven Normen und Werten. Dem einen ist es wichtig, die stärksten Arzneimittel einzunehmen, um so schnell wie möglich wieder gesund zu werden, dem anderen ist es wichtig, „aus eigener Kraft", d.h. mit Hausmitteln und Kräutertees, wieder auf die Beine zu kommen. Die einen wollen auf jeden Fall das billigste Mittel kaufen, was auf dem Markt ist. Die anderen wollen auf jeden Fall das bekannte Mittel aus der Werbung. Kaufgründe wie Geldersparnis oder Zweckmäßigkeit werden angegeben, um als Kunde vor sich selbst bestehen zu können, gehören also zum Motiv der Selbstachtung.

Wer sich selbst nicht leiden mag, wenn er krank und hilfebedürftig ist, möchte schnell wieder gesund werden aus Gründen der Selbstachtung. Produkte zur Körper- und Gesichtspflege werden aus solchen Gründen verkauft, Mittel gegen Sonnenallergie, Mittel zur Selbstbräunung und zum Abnehmen, Mittel gegen Fußpilz, Haarausfall und Schuppen.

„Mit dieser Hautcreme wird ihrer Haut Feuchtigkeit zugeführt, so dass sie jung und glatt wirkt."

„Wenn Sie dieses Mittel gegen Fußpilz regelmäßig anwenden, werden Sie bald wieder barfuß laufen können."

„Dieses Mittel gegen Schuppen wirkt stark und zuverlässig, so dass Sie schon im nächsten Monat wieder Ihr Kleines Schwarzes anziehen können."

„Dieses Antiallergikum bringt auch Ihre Augenlider schnell wieder zum Abschwellen, so dass Sie am Wochenende schon auf den Frühlingsball gehen können."

Die extremen Selbstachtungsbedürftigen sind schwierige Fälle. Hierzu gehören die Aggressiven, die Besserwisser, die Misstrauischen. Bei diesen Kunden ist es wichtig, genaue Erklärungen abgeben zu können, nur eine präzise Detailkenntnis kann sie überzeugen.

Zur Überzeugung dieser Kunden ist es hilfreich zu wissen, welche Werte sie hochschätzen und welche Ziele sie verfolgen. Dann kann man deren Ziele übernehmen und ihnen dabei begegnen.

Herr Lauer zweifelt an Frau Althaas Angebot: „Was weiß ich, was Sie mir da anbieten. Sie können mir ja das Blaue vom Himmel erzählen und mir dabei das Geld aus der Tasche ziehen. 15 DM für diese 30 Magnesium-tabletten. Die gibt es doch viel billiger im Supermarkt um die Ecke!" „Sie suchen also ein besonders günstiges Magnesiumpräparat? Eines, was gut wirkt, aber seinen Preis auch wirklich wert ist?", fragt Frau Althaas ihn freundlich. „Ja, sicher", antwortet Herr Lauer, „ich lass mich doch hier nicht übers Ohr hauen." „Nein", lächelt Frau Althaas ihn an, „wir wollen auch niemanden übers Ohr hauen. Sehen wir uns mal einige Magnesium-präparate an." Frau Althaas zeigt Herrn Lauer drei, vier verschiedene Mittel, weist ihn auf den Magnesiumgehalt hin, auf das verwendete Salz und auf die empfohlene Tageseinnahme. Schließlich erkennt Herr Lauer selbst: „Dann brauche ich bei diesem Mittel nur eine Tablette zur Deckung meines Tagesbedarfs. Das sind dann - Moment, mal - 50 Pfennige pro Tag. Na, das ist wirklich nicht zu viel." „Stimmt", antwortet Frau Althaas, „dieses Mittel ist tatsächlich besonders günstig und zudem noch sicher wirksam und ständig kontrolliert, denn es ist schließlich als Arzneimittel zugelassen im Gegensatz zu den Billigprodukten aus dem Supermarkt. Dieses Mittel kann ich Ihnen wirklich empfehlen." Herr Lauer überlegt nur kurz: „Da haben Sie Recht. So genau hat mir das noch niemand erklärt. Vielen Dank!"

Der Misstrauische zweifelt z.B., ob man ihm auch wirklich ein günstiges Angebot unterbreitet. Im Laufe des Gesprächs erkennt Frau Althaas, dass ihr Kunde Angst um seine Selbstachtung hat. Er befürchtet, dass das Ange-bot, was ihm gemacht wird, mehr dem Apotheker hilft als ihm, dass er finanziell ausgebeutet wird und sich hinterher alle ins Fäustchen lachen, weil er es nicht gemerkt hat. Frau Althaas gibt ihm ausreichende Informa-tionen über Mengeninhalte, Tagesdosen und Preise, so dass sich Herr Lauer schließlich ein Bild machen kann und selbst zu einer Entscheidung kommt. Frau Althaas schafft es, ihn zu überzeugen, dass sie seine Bedürfnisse in den Mittelpunkt ihrer Überlegungen gestellt hat und nicht auf ihre eigenen Vorteile aus war. Damit überzeugt sie selbst ihren misstrauischsten Kunden.

Das Bedürfnis nach Unabhängigkeit

Alle Menschen streben nach Unabhängigkeit. Die meisten wollen für sich selbst die Verantwortung übernehmen und alleine entscheiden. Es ist hilfreich für ein gutes Verkaufsgespräch, bei allen Kundentypen an dieses Motiv zu appellieren; das heißt, alle Kunden sollten als eigenverantwortliche Menschen angesprochen werden. Jeder sollte so behandelt werden, wie man selbst gerne behandelt würde. Und jeder sollte soweit informiert werden, dass er tatsächlich alleine entscheiden kann.

Zunächst denkt man bei Menschen mit einem hohen Bedürfnis nach Unabhängigkeit vielleicht an besonders dickköpfige Besserwisser, die im Verkaufsgespräch Schwierigkeiten machen können, aber eigentlich ist der eigenverantwortliche Kunde der optimale Kunde. Denn er erwartet nichts anderes als eine sachliche Information darüber, warum man ihm gerade das eine oder das andere Angebot macht. Nach Abwägung der Argumente kann er entweder unser Angebot annehmen oder seine Kritik äußern. Er beachtet den Preis des Medikaments genauso wie die Qualität, er macht Einwände, fragt nach, und schließlich entscheidet er realistisch.

Bei ihm lassen sich alle verstandesmäßigen Argumente anbringen, wie z.B. der Preis, die Zweckmäßigkeit, die Qualität.

Das Kaufmotiv „Gesundheit"

Fragt man Kunden, warum sie etwas in der Apotheke kaufen, so antworten sie überwiegend mit dem Motiv „Gesundheit". Sie kaufen etwas *„gegen die Schmerzen", „um den Husten schneller los zu werden", „damit die Erkältung nicht schlimmer wird", „um keinen Sonnenbrand zu bekommen", „gegen den Juckreiz", „gegen geschwollene Beine", „um morgen wieder fit zu sein", „damit ich nicht auch noch krank werde",* u.s.w.

Wie wir aus der kurzen Aufzählung sehen, setzt sich das Motiv „Gesundheit" aus den unterschiedlichsten Motiven zusammen, die alle auf die Grundbedürfnisse zurückzuführen sind.

Das physiologische Motiv. Der Wunsch nach Selbsterhaltung ist das Grundmotiv der Apothekenkunden. Mit der dementsprechenden Argumentation trifft man jeden, der sich nicht gut fühlt oder sich nicht gut fühlen will.

Jeder, der Schmerzen hat, möchte sie los werden. Jeder, der unter starken Krankheitssymptomen leidet, möchte etwas dagegen tun. Diese Menschen kommen aus handfesten Gründen in die Apotheke. Sie suchen Hilfe und zwar schnell. Dieses Motiv kann im Verkaufsgespräch angesprochen werden, um die Aufmerksamkeit des Kunden zu erhöhen, während man ihm z.B. die Einnahme des Mittels erklärt.

„Sie wollen sicherlich Ihre Beschwerden so schnell wie möglich loswerden. Dann ist es gut für Sie, diese Tabletten dreimal täglich einzunehmen."

„Wenn Sie Ihre Haut nicht auf Dauer schädigen wollen, sollten Sie diese Salbe nicht weiter verwenden."

„Gegen Ihre starke Entzündung hilft dieses Mittel sehr gut, wenn Sie es regelmäßig einnehmen, nämlich dreimal täglich bis die Packung aufgebraucht ist."

Soziale Anerkennung. Menschen möchten sich bald wieder gesund und stark fühlen, weil sie auf ihrem Arbeitsplatz gebraucht werden und es sich nicht leisten können, durch Krankheit auszufallen.

„Wenn Sie dieses Mittel nehmen, sind Sie morgen früh wieder voll einsatzfähig."

„Wenn Sie bald wieder fit sein müssen, möchte ich Ihnen diese Tabletten ans Herz legen."

Sicherheit. Zur Vorbeugung, also zur „Sicherheit" werden viele Arzneimittel gekauft. Die Angst vor einer möglichen Krankheit motiviert viele, etwas dagegen zu tun.

„Damit Sie nicht auch noch krank werden, empfehle ich Ihnen diese Tropfen."

„Wenn Sie diese Tabletten nehmen, wird Ihr Husten gar nicht so schlimm werden."

Vertrauen. Kunden kaufen etwas gegen ihre Beschwerden, weil ihr Nachbar, ihre Bekannte oder die Werbung ihnen gesagt hat, dass sie das tun sollen. Sie kommen nicht, weil ihre Beschwerden unerträglich wären und sie sie gerne schnell los wären, nein, sie kommen, weil sie gehört haben, dass es da etwas geben soll.

Selbstachtung. Kosmetika und Dermatika, werden für die Selbstachtung gekauft, aber auch vielen anderen Kranken sieht man ihre Krankheit an. So haben z.B. Allergiker geschwollene Augen und Verschnupfte eine rote Nase. Zudem können sich manche Kunden einfach nicht mehr leiden, wenn sie krank sind. Sie hassen es, schwach und hilfebedürftig zu sein. So kaufen sie Arzneimittel aus dem Motiv der „Selbstachtung" heraus.

„Mit dieser Creme sind die geröteten Stellen in wenigen Tagen verschwunden, und Ihre Haut ist so schön wie vorher."

„Dieses Antiallergikum bringt auch Ihre Augenlider wieder zum Abschwellen, so dass Sie sich wahrscheinlich schon morgen wieder normal schminken können."

„Dieses Schuppenmittel wirkt schnell, so dass Sie bald wieder Ihr Kleines Schwarzes anziehen können, ohne diese lästigen weißen Punkte auf den Schultern."

„Mit dieser Reinigungsmilch säubern Sie Ihr Gesicht vom Schmutz des Tages, ohne den Säureschutzmantel anzugreifen."

„Diese desinfizierende Creme trocknet schnell ein, so dass sie Ihre Kleidung nicht beschmutzt."

Unabhängigkeit. Dieses Motiv kann angesprochen werden, um die Compliance des Kunden zu erhöhen. Der Kunde soll selbst entscheiden, das Arzneimittel so einzunehmen, dass es optimal zur Wirkung kommt (Siehe Kapitel 4 Beratung).

Einige verstandesmäßige Kaufmotive

Neben diesen gefühlsmäßige Kaufmotiven gibt es sogenannte verstandesmäßige Motive, die den Kunden zu einer Entscheidung führen, welches Produkt er kauft oder nicht. Einige solcher verstandesmäßigen Kaufgründe sind z.B. die Geldersparnis, die Qualität, die Zweckmäßigkeit oder die Bequemlichkeit.

Geldersparnis. Wenn Kunden ausgesprochen billige Waren verlangen, durch Sonderangebote angelockt worden sind oder im Gespräch zu verstehen geben, dass sie preisbewusst sind, kann auch in der Argumentation der Preis des Arzneimittels im Vordergrund stehen. Aber Arzneimittel sind keine „normalen" Waren, bei der eine freie Preiskalkulation möglich ist. Beim Anbieten billigerer Arzneimittel muß immer auch an die vergleichbare Qualität des Mittels gedacht werden. Wenn im Mittelpunkt des Verkaufsgesprächs die Qualität des Arzneimittels steht, spielt meist der Preis eine untergeordnete Rolle. Dennoch muss man einschätzen lernen, wer bereit ist, den Preis zu zahlen oder wer es sich wirklich nicht leisten kann. Auf die konkrete Nachfrage nach einem billigeren Mittel sollte man eingehen, ohne das günstigere Mittel schlecht zu machen.

„Denselben Wirkstoff in derselben Konzentration gibt es auch von einem anderen günstigeren Anbieter. Sie wollen doch sicherlich auch nicht mehr Geld ausgeben als notwendig, oder? Hier bekommen Sie die gleiche Wirkung für einen niedrigeren Preis."

„Wenn Sie die große Packung mit 100 Tabletten nehmen, sparen Sie gegenüber der Fünfzigerpackung fast vier Mark."

Der Kunde fällt seine Kaufentscheidung allein. Das fällt dem unabhängigen Kunden leichter als anderen vielleicht ängstlichen Menschen, aber wie auch immer haben wir die Entscheidung zu respektieren. Entscheidet sich der Kunde z.B. für die teurere kleine Packung, so können wir antworten:

„Sicherlich reicht Ihnen die kleine Packung vollkommen aus. Sie haben ja nichts davon, wenn Sie hinterher noch Tabletten übrig haben."

Umgekehrt: kauft der Kunde die große Packung, obwohl man sich sicher ist, dass sie bei ihm im Vorratsschrank landet, können wir so reagieren:

„Stimmt, die große Packung ist deutlich günstiger. Und wer weiß, wie schnell man die Tabletten noch einmal braucht."

Qualität. Anders wird sich der durch Eigenverantwortung motivierte Kunde entscheiden, wenn das scheinbar günstigere Arzneimittel sich als qualitativ schlechter herausstellt. Denn bei Berücksichtigung der Qualität spielt der Preis eine untergeordnete Rolle.

„Diese Tabletten enthalten eine Form des Wirkstoffs, der besonders gut vom Körper aufgenommen wird."

„Dieser Hustentee wird gegen Ihre Bronchitis besser helfen, als wenn Sie bei Ihrem Pfefferminztee bleiben."

„Dieses pflanzliche Mittel wird auch von anderen Herstellern angeboten, aber die billigeren Produkte unterscheiden sich auch deutlich in der nachzuweisenden Qualität. In diesem Produkt z.B. ist nur ein Zehntel der Wirkstoffmenge enthalten wie in dem, was ich Ihnen zuerst angeboten habe."

Wenn sich der Kunde für das billigere, aber qualitativ schlechtere Mittel entscheidet, so sollten wir ihn darauf hinweisen, aber auch beruhigen:

„Die günstigeren Anbieter haben die Wirksamkeit ihres Arzneimittel nicht nachgewiesen. Aber viele Kunden verwenden das Mittel und sind mit der Wirkung genauso zufrieden wie andere, die immer das Teurere kaufen."

Arbeits- und Zeitersparnis. Das Motiv der Zeit- und Arbeitsersparnis äußert sich im Kauf von Elektrogeräten und bestimmten Lebensmitteln, wie Fertiggerichten, Konserven und Tütensuppen, offensichtlicher als in der Apotheke. Aber Kunden, die von diesen Motiven geprägt sind, kaufen lieber Kautabletten als Tropfen, weil sie die Tabletten jederzeit nehmen können, z.B. während einer Autofahrt, wobei sie sich bei der Einnahme von Tropfen die Zeit nehmen müssen, einen Löffel in die Hand zu nehmen und für 30 Sekunden still zu stehen. Kunden, die Arbeit sparen wollen, nehmen lieber die hochdosierte Tablette einmal am Tag, als dreimal eine niedriger dosierte über den Tag verteilt.

„Wenn Sie den sofortlöslichen Tee nehmen, ersparen Sie sich das Aufbrühen und das Abseihen."

„Die Formuladiäten erleichtern Ihnen den Einstieg in die Diät, weil Sie sich keine Gedanken über die Zusammensetzung Ihrer Mahlzeiten machen müssen."

5.2 Die Beeinflussung

Um in dem Kunden das Bedürfnis nach einer Ware zu wecken, appellieren wir an seine Motive. Wie funktioniert so ein Appell? Was unterscheidet einen erfolgreichen von einem erfolglosen Appell?

Kommunikation hat wie wir schon in der Einleitung gesehen haben, zwei Funktionen: nämlich erstens Information und zweitens Einflussnahme. Eine Nachricht informiert über mich, über meine Beziehung zum Empfänger und über den Gesprächsgegenstand - das geschieht mit den ersten drei Seiten der Nachricht.

Mit der vierten Seite - dem Appell - wird offen oder verdeckt Einfluss auf den Gesprächspartner genommen.

Wie wir schon in allen Beispielen gesehen haben, ist in jeder Nachricht ein Appell versteckt. Er reicht in unseren Kundenbeispielen von: *„Kümmern Sie sich um Ihre Kunden und schließen Sie das Fenster"* über *„Räumen Sie hier mal auf!"* bis *„Helfen Sie mir, ich bin so krank!"*.

Der Standardappell, der von der Apothekenseite ausgeht, könnte heißen: *„Kaufen Sie!"* Aber das ist längst nicht alles, was wir von den Kunden wollen. Und solch ein offensichtlicher Appell führt häufig nicht zum Ziel.

Erfolglose Appelle. *Frau Neuling löst ein Rezept für eine Kundin ein über blutdrucksenkende und herzstärkende Tabletten. Die Kundin schneuzt sich gerade die Nase, und als sie sich Frau Neuling wieder zuwendet, bekommt sie einen Hustenanfall. Frau Neuling weiß, dass ihr Chef erwartet, dass sie ihr etwas Zusätzliches empfiehlt: „Gegen Ihre Erkältung* *sollten Sie noch einen Sekretlöser nehmen, z. B. das hier", und dabei holt sie eine Packung aus der Sichtwahl und stellt sie der Kundin vor die Nase. „Nein, danke", antwortet die Kundin, „ich brauche nichts."*

Frau Neuling hat keinen Erfolg mit ihrem Appell, anders Frau Althaas:

Frau Althaas sieht die Kundin schniefen und husten: „Oh je, da hat es Sie ja schlimm erwischt. Es hört sich so an, als säßen Ihre Bronchien voller zähem Schleim. Das tut mir ja fast schon beim Zuhören weh!" „Ja, ja", antwortet die Kundin. „Seit drei Tagen habe ich schon diesen Husten, und es löst sich nichts!" „Und sitzt vielleicht auch der Kopf zu?", fragt Frau Althaas. „Ja", stöhnt die Kundin, „allerdings. Ich habe ständig so einen Druck im Kopf, als wollte die Erkältung einfach nicht heraus." „Es wäre leichter für Sie, wenn Sie Ihrem Körper mit einem Sekretlöser helfen würden. Es gibt pflanzliche Arzneimittel, die helfen, den zähen Schleim auf den Bronchien und das festsitzende Sekret in den Nebenhöhlen und der Stirnhöhle aufzulösen. Damit sind Sie bald Ihren Husten und Schnupfen wieder los." „Ach", erwidert die Kundin. „Ich wusste ja gar nicht, dass es so etwas überhaupt gibt. Ich dachte, ich müsste da so durch!"

Was ist das Besondere an erfolglosen und erfolgreichen Appellen? Das werden wir uns im Folgenden ansehen.

Mit jedem Appell versuche ich meinen Gesprächspartner zu beeinflussen. Je selbständiger und stärker dieser Partner ist, desto mehr wird er sich gegen eine Beeinflussung wehren. Das bedeutet, sobald der Gesprächs- partner merkt, dass wir etwas von ihm wollen, wird er sich dagegen wehren und das Gegenteil dessen tun, was wir gerne hätten. Niemand mag bevormundet werden. Jeder möchte über sich selbst bestimmen, d.h. jeder erfolgreiche Kaufappell sollte immer ein Appell an die Eigenverantwortung des Kunden sein.

Frau Neuling wird von Herrn Wiss gefragt, ob er gegen seine Waden- krämpfe irgend etwas machen könnte. Sie antwortet: „Ja, natürlich! Ich dachte, das wüsste in der Zwischenzeit jeder: Kaufen Sie diese Magnesi- um-Tabletten und Ihnen wird sofort geholfen sein!" Herr Wiss druckst herum: „Ja, danke, aber heute wollte ich noch nichts mitnehmen. Vielleicht beim nächsten Mal."

Herr Wiss hat Beschwerden, die er gerne so schnell wie möglich lindern würde. Der Zusammenhang zwischen Magnesiumeinnahme und das Ende von Wadenkrämpfen ist eindeutig und einleuchtend. Trotzdem kommt Herr Wiss dem offenen Kaufappell nicht nach. Denn durch Frau Neulings Antwort rutscht er in die Rolle des Unwissenden, Unselbständigen, dem gesagt werden muss, was er zu tun hat, um sich wohl zu fühlen. Herr Wiss akzeptiert diese Rolle nicht und verweigert deshalb auch den Kauf.

Schwierigkeiten gibt es ebenfalls bei Appellen zu Verhaltensänderungen. *„Lachen Sie doch mal wieder!"* oder *„Seien Sie doch nicht traurig!"* ist eine völlig unsinnige Aufforderung. Die Reaktion darauf erfolgt auf der Beziehungsseite: *„Was wissen Sie schon davon!"* Niemand mag jemandem begegnen, der etwas „besser weiß".

Ein Kunde, Herr Glimm, klagte Frau Neuling sein Leid, dass er kaum noch die drei Treppen zu seiner Wohnung hochkäme, weil er keine Luft bekäme. Frau Neuling weiß, dass Herr Glimm ein starker Raucher ist, und antwortet: „Sie müssen mit dem Rauchen aufhören, dann werden Sie bereits in wenigen Wochen weniger Probleme haben, genug Luft zu bekommen! Darüber habe ich letztens noch eine Untersuchung in einer unserer Fachzeitschriften gelesen..." - „Ja, ja, ich weiß ja", antwortet der Kunde, „ich werden das mal versuchen." Aber ein paar Meter von der Apotheke entfernt zündet er sich schon die nächste Zigarette an.

Mit diesem Appell hat Frau Neuling wieder keinen Erfolg gehabt. Durch solche Appelle gerät der Kunde in eine Untergebenenrolle, der Sprecher wird zum großen allwissenden Elternteil. In einer solchen Situation reagiert fast jeder Kunde mit Ablehnung, ob er es offen ausspricht oder nicht.

Manche Appelle sind überflüssig, weil der Kunde längst weiß, was er will. Kommt dann doch noch ein offener Appell: *„Kaufen Sie!"* kann es sein, dass der Kunde einen Rückzieher macht, obwohl er genau das tun wollte.

Frau Schön kommt in die Apotheke, um sich und ihrer Familie etwas zur Abwehrstärkung zu kaufen. Sie sieht sich nach dem Vitamin C-Pulver um, kann es aber in der Freiwahl nicht finden. Sie geht zu Frau Neuling und verlangt zunächst ein bestimmtes pflanzliches Immunstimulanz. Frau Neuling holt es und sagt: „Sie sollten noch regelmäßig Vitamin C einnehmen, das stärkt die Abwehrkräfte schnell und stark." Da ärgert sich Frau Schön: „Ja, danke, weiß ich selbst." Sie kauft das Vitamin C-Pulver nicht.

Manchmal nimmt man durch einen Appell dem Kunden die eigene Idee weg. Es scheint ein grundlegender Wunsch von Menschen zu sein, sich als Urheber seiner eigenen Handlungen zu fühlen. Sie wollen auf Selbstinitiative handeln. Durch einen Appell stiehlt man ihnen Ihr Urhebererlebnis.

Erfolgreich Appellieren. Das Fazit aus den Beispielen zu den erfolglosen Appellen ist: Lassen Sie jedem eine eigene Entscheidung!

Wenn wir tatsächlich unseren Kunden etwas Gutes tun wollen, können wir ihm aufzeigen, wie gut es ihm tut, wenn er unseren Rat befolgt. Also ist es wichtig, ihn so zu informieren, dass ihm die positiven Konsequenzen bewusst werden, oder auch umgekehrt, die negativen Konsequenzen, in dem Fall, dass er unseren Rat ablehnt.

Wir müssen ihn motivieren. Wenn man es schafft, Bedürfnisse anzusprechen, erreicht man, dass der Kunde den Appell empfängt und wahrscheinlich auch befolgt. Die Grundbedürfnisse entsprechen den gefühlsmäßigen und den verstandesmäßigen Kaufmotiven. Unterschiedliche Kundentypen setzen, wie wir gesehen haben, ihre Schwerpunkte auf unterschiedliche Bedürfnisse.

So werden wir im Gespräch mit dem Arroganten und dem Besserwisser erfolgreich an das Bedürfnis nach Anerkennung und Selbstachtung appellieren. Der Ängstliche und der Misstrauische werden auf Argumente reagieren, die ihr Sicherheitsbedürfnis ansprechen. Für den Eiligen ist vielleicht die praktische, zeitsparende Handhabung das schlagende Argument. Anderen verhilft ein Arzneimittel dazu, schneller wieder ihr Kontaktbedürfnis erfüllen zu können. Je nach Reaktion der Kunden werden wir uns auf ihre Motive einstellen, um die für sie treffenden Argumente zu finden.

Erfolgreich Einfluss nehmen wir mit drei Arten von Appellen: dem verdeckten Appell, dem paradoxen Appell und dem offenen Appell. Alle drei Spielarten können so angewandt werden, dass der Kunde die letzte Entscheidung selbst in der Hand hat, dass ihm also seine Selbstbestimmung erhalten bleibt.

Verdeckte Appelle

Die Methode der verdeckten Appelle können wir auch in der Beratungsphase erfolgreich anwenden. Diese Appelle verstecken sich darin, dass Konsequenzen in Aussicht gestellt werden, dass auf man auf ein Vorbild verweist oder Assoziationen stiftet. Im Folgenden werden diese „Verstecke" näher erläutert.

Konsequenzen in Aussicht stellen. Statt des offenen Appells *„Nehmen Sie hiervon dreimal täglich eine Tablette!"* lautet die verdeckte Formulierung:

„Wenn Sie hiervon dreimal täglich eine Tablette nehmen, werden Sie in zwei Tagen schon wieder Bäume ausreißen können!"

Der Appell ist im Nebensatz scheinbar zur Seite geschoben, aber durch die positiven Konsequenzen im Hauptsatz erhält er eine starke Bedeutung. Die Befolgung des Appells ist die Voraussetzung dafür, dass der Kunde wieder schnell gesund wird. Wer wollte das aufs Spiel setzen? Da wird kein Kunde trotzig sagen: *„Ich nehme so viel, wie ich will!"* Jeder wird gerne den Appell befolgen, auch wenn ihm vielleicht gar nicht bewusst ist, einen erhalten zu haben.

„Wenn Sie wollen, dass die Schürfwunde besser und schneller heilt, wäre es gut für Sie, diese Salbe zu verwenden."

Wer möchte es nicht, dass Wunden so schnell wie möglich heilen. Und dafür tut man doch fast alles. Als Kunde weiß man nur nicht, was man alles dagegen tun kann. Also schlagen wir es ihm vor. Wir bieten es ihm an. Die Entscheidung, ob er es wirklich nimmt oder nicht, überlassen wir dem Kunden selbst.

„Wenn Sie schnell wieder auf die Beine kommen müssen oder wollen, sind andere Durchfallmittel besser als Kohletabletten."

Der Appell ist als Information getarnt. *„Ach, andere Durchfallmittel?"* fragt der Kunde: *„Was gibt es denn da?"*

„Sie werden schlecht einschlafen können, wenn Sie keinen Hustenstiller einnehmen."

Auch die Darstellung der negativen Konsequenzen führt dazu, dass sich der Kunde für den Kauf entscheidet. Aber schöner ist es, es positiv zu formulieren. Denn wir wollen nicht drohen, sondern empfehlen. Und wenn der Kunde sich gegen den Kauf entscheidet, darf er nicht ängstlich zu Hause sitzen und sich Sorgen machen, dass nun all die schrecklichen Sachen passieren werden, die wir ihm dargestellt haben.

Vorbilder geben. In einigen Fällen hilft es nicht, noch so folgerichtig mit den Konsequenzen zu argumentieren. Vielleicht hilft diesem Kunden ein Vorbild.

„Wir in der Apotheke nehmen alle dieses Immunstärkungsmittel, sonst hätten wir uns schon lange bei unseren Kunden angesteckt."

Wenn tatsächlich alle Apothekenmitarbeiter gesund scheinen, überzeugt dieser Hinweis wahrscheinlich jeden, der Angst hat, krank zu werden. Die Bemerkung: *„Ich nehme das auch"* ist manchmal der letzte Rettungsanker, wenn ein Verkaufsgespräch aus dem Ruder zu laufen scheint.

„Welche soll ich denn nun nehmen? Sie haben solch eine große Auswahl - da kann man sich ja gar nicht entscheiden..." - *„Also ich nehme immer die hier. Damit habe ich immer Erfolg gehabt."*

Man muß das richtige Vorbild suchen. Nicht immer überzeugt den Kunden das, was man selbst tut, nach dem Motto: *„Was Sie machen, ist mir völlig egal!"* Manchmal ist es z.B. der Hinweis auf unsere Mutter:

„Ja, solche Probleme hatte meine Mutter auch. Sie hat sich damit geholfen."

Manchmal dient der Chef als Beispiel:

„Also, der Herr Dr. Nettmann schwört auf dieses Multivitaminpräparat. Ich glaube, er nimmt es sogar selbst!"

Die Vorbilder suchen sich die Kunden auch in der Werbung. Prominente werben für Waren, und die Kunden identifizieren sich mit ihnen. Insgeheim wollen sie so sein wie die Stars und deshalb wählen sie auch die Waren, für die die Stars werben. So hört man:

„Ich hätte gerne die Tropfen von der Inge Meusel!"

„Ich möchte das Mittel zum Abnehmen von Herrn Struck!"

Paradoxe Appelle

Auf der Grundidee, dass der Kunde selbst entscheiden will, was er kaufen wird, basieren die paradoxen Appelle. So kann man in manchen Gesprächen versuchen, den Kunden davon zu überzeugen, trotz einiger Vorteile etwas nicht zu kaufen.

Frau Althaas zeigt der Kundin abwehrstärkenden Tropfen: „Dieses Mittel gibt es in zwei Größen: 50 ml für 10 Mark und 100 ml für 18 Mark." Frau Althaas beobachtet, wie die Kundin bei dem Preis für die große Flasche sofort ein wenig den Kopf schüttelt und den Blick auf die kleine Flasche richtet. Frau Althaas redet gleich weiter: „Ja, an der großen Flasche sparen Sie zwar 2 Mark, aber die lohnt sich wirklich nur, wenn Sie diese Tropfen auch regelmäßig einnehmen wollen. Die Wirkung setzt nämlich erst nach einiger Zeit ein, und es wird empfohlen, das Mittel über vier Wochen einzunehmen. Aber wenn Sie sich nicht sicher sind, würde ich Ihnen lieber die kleine Flasche empfehlen." Die Kundin wendet den Blick von der kleinen zur großen Flasche. „Wissen Sie", redet Frau Althaas weiter, „manche Frauen kaufen dieses Mittel für ihre ganze Familie, und da reicht natürlich diese kleine nicht aus. Aber wenn es nur für Sie ist und Sie es erst einmal ausprobieren wollen, kommt die große gar nicht in Frage." Frau Althaas zieht die große Flasche näher zu sich heran und hält sie fest. Sie stellt die kleine Flasche weiter nach vorne und sieht die Kundin abwartend an. „Na, ja", antwortet die Kundin zögernd, „wenn ich dieses Mittel schon nehmen will, dann sollte ich es schon über den längeren Zeitraum einnehmen. Und wer weiß, vielleicht kann ich meinen Mann ja auch überzeugen. Ich nehme doch die große!"

Sobald ein Kunde zögert, kann man das fragliche Präparat wieder vorsichtig zurücknehmen. Vielleicht nehmen Sie es selbst in die Hand oder stellen es um die Ecke hinter einen Aufsteller, so dass es aus der Reichweite des Kunden verschwindet. Schon wird das Mittel für den Kunden interessant, und in den meisten Fällen wird er es kaufen.

Diese Reaktion läßt sich mit der Trotzreaktion eines Kindes vergleichen. Dadurch dass Sie beginnen, dem Kunden scheinbar die Entscheidung abzunehmen: *„Nehmen Sie mal lieber die kleine!"* (Eltern-Ich), wird der Kunde trotzig (Kindheits-Ich) Opposition beziehen und das Gegenteil von dem wählen, was Sie ihm scheinbar anraten.

Diese Methode hört sich an wie ein fieser Trick. Das soll er aber auf keinen Fall sein. Wir verkaufen nur Mittel, von denen wir überzeugt sind, dass sie dem Kunden tatsächlich nützen. Und das soll nicht nur ein Vorwand sein, sondern das müssen wir ehrlich meinen. Denn sonst kommt der Kunde kurze Zeit später wieder und schimpft: *„Was haben Sie mir denn da angedreht?"* Oder er kommt überhaupt nicht wieder, sondern schimpft über die Apotheke in seinem Bekanntenkreis. Alles das wäre weitaus schlechter als auf die 8 Mark Umsatz zu verzichten, die die große Flasche uns tatsächlich bringt.

Wir lassen den Kunden wirklich selbst entscheiden. Nur dann wird er auch die Verantwortung für seinen Kauf oder Fehlkauf übernehmen.

Frau Althaas hat einem Kunden einen Erkältungstrunk empfohlen. Der Kunde kann sich nicht so recht entscheiden: „Der ist ja ganz schön teuer!" Frau Althaas bestätigt ihn: „Ja, da haben Sie recht. Statt dessen können Sie natürlich auch im Lebensmittelgeschäft gegenüber Zitronen kaufen. Die pressen Sie dann aus und übergießen sie mit heißem Wasser. Das schmeckt zwar fürchterlich sauer und brennt im Hals, aber meine Großmutter hat auf dieses Hausmittel immer geschworen." Der Kunde sieht Frau Althaas entsetzt an. Er macht den Eindruck, als würde er sich gerade vorstellen, wie dieser heiße Zitronensaft wohl schmeckt, denn er verzieht das Gesicht. Schließlich sagt er: „Ich glaube, ich probiere doch mal diesen Erkältungstrunk!" „Ja, wenn Sie wollen", antwortet Frau Althaas. „Gerne!"

Offene Appelle

Verdeckte und paradoxe Appelle führen zwar zum Erfolg, aber sie stellen auch den Versuch dar, die Spuren der eigenen Absichten zu verwischen. Zu den klaren und ehrlichen Beziehungen gehören allerdings die offenen Appelle.

Der Hauptgrund gegen die Verwendung von offenen Appellen ist die Angst vor Zurückweisung. Wenn der Kunde ablehnt, fühlen sich manche persönlich zurückgewiesen, als hätten sie sich damit bloßgestellt und blamiert. Warum sollte das so sein?

Ehrlichkeit. Der Sender von offenen Appellen muss sich darüber im Klaren sein, was er tatsächlich will. Dieses Ziel sollte in jedem Kundengespräch das Wohl des Kunden sein. Frau Althaas Gedanken könnten folgendermaßen lauten: *„Mein Ziel ist es, dass Sie die große Flasche kaufen, es wird Ihnen gut helfen und zudem sparen Sie noch zwei Mark. Auch ich habe einen Vorteil von der großen Flasche, aber das kommt erst an zweiter Stelle."*

Geht man mit sich selbst ehrlich um, braucht man auch keine Angst vor Zurückweisungen haben. Denn der Kunde hat selbst Schuld daran, dass er nicht das für ihn Beste wählt. Es ist schade, aber vor allem für den Kunden. Und der ist für sich selbst verantwortlich.

„Nehmen Sie lieber die große Flasche", sagt Frau Althaas, „denn Sie sollten das Mittel über einen längeren Zeitraum einnehmen, damit Ihre Abwehr wieder auf die Beine kommt. Auch wenn Ihnen der Preis etwas hoch vorkommt - Sie werden davon profitieren!" „Nein, die ist mir erst mal zu teuer", antwortet die Kundin.
„Ja, gerne, wenn Sie erst mal die kleine zum Ausprobieren wollen", antwortet Frau Althaas freundlich, „bitte schön. Sehen Sie erst einmal, wie Sie damit zurecht kommen."

5.3 Die überzeugende Argumentation

Im Verlauf des Verkaufsgesprächs haben wir in der Zwischenzeit die Kaufmotive des Kunden entschlüsselt. Wir wissen auch, wie wir an unterschiedliche Kundentypen appellieren können. Was uns jetzt noch fehlt, ist der richtige Zeitpunkt für unseren Appell, die Einbettung in die Stufen der Argumentation. Hier betrachten wir das Verkaufsgespräch von der Seite des Kunden. Nach der Bedarfsermittlung durchläuft das Verkaufsgespräch für den Kunden drei Stufen.

1. Perzeption - die Stufe der Wahrnehmung des Angebots. Hierbei wird dem Kunden ein Produkt vorgestellt. Der Kunde soll das Angebot mit seinen Sinnen erfahren können, also zumindest sehen, aber auch in die Hand nehmen und begreifen.

2. Komparation - die Stufe des Vergleichs. Der Kunde bekommt mehrere Angebote verschiedener Art und lernt sie vergleichen, z.B. verschiedene Kopfschmerztabletten mit unterschiedlichen Wirkstoffen oder Wirkstoffkombinationen.

3. Abstraktion - die Stufe der Erkenntnis. Durch den Vergleich der angebotenen Ware begreift er den Wert der ihm zuerst angebotenen Ware. Jetzt überzeugt ihn das erste Angebot, und er entschließt sich zum Kauf.

„Sie brauchen also ein Schmerzmittel. Darf ich Ihnen eines empfehlen?" fragt Frau Althaas. „Ja, gern", antwortet die Kundin, „ich kenne mich da nicht so gut aus." Frau Althaas greift aus der Sichtwahl eine Schmerzmittelpackung heraus und legt sie der Kundin auf den HV-Tisch. „Dieses

Mittel wirkt schnell und gut gegen Kopfschmerzen. Es enthält nur einen Wirkstoff, der so gut verträglich ist, dass er auch von Kinderärzten verschrieben wird." Die Kundin nimmt die Packung in die Hand und dreht sie ein paar mal hin und her. Dann schweift ihr Blick über die Sichtwahlregale. (Perzeption)

„Das Mittel kenne ich nicht", sagt sie skeptisch. „Was haben Sie denn sonst noch?" Frau Althaas antwortet: „Für dieses Mittel wird keine großartige Werbung gemacht, deshalb ist der Name nicht so bekannt wie von anderen Mitteln. Das hier, z.B.", sagt Frau Althaas und nimmt eine andere Packung aus der Sichtwahl, „werden Sie bestimmt dem Namen nach kennen. Es enthält einen anderen Wirkstoff, der auch gut hilft, aber häufig Magenbeschwerden verursacht. Wenn Sie einen eher empfindlichen Magen haben, kann ich Ihnen das Mittel nicht empfehlen. Oder das hier", wieder dreht sie sich herum, um eine andere Schmerzmittelpackung hervorzuholen und sie vor der Kundin auf den Tisch zu legen, „enthält eine Kombination aus mehreren Wirkstoffen. Arzneimittelexperten sind heute der Meinung, dass auf Kombinationen so weit wie möglich verzichtet werden sollte, denn je mehr man einnimmt, desto unübersichtlicher wird es, welche Wirkstoffe denn nun tatsächlich geholfen haben. Für einfache Kopfschmerzen besteht kein Grund, zwei Wirkstoffe zu kombinieren." (Komparation)

Jetzt liegen schon drei Arzneimittel auf dem HV-Tisch. Nah zu der Kundin die erste Packung, dahinter die zwei anderen. Die Kundin schaut sich die drei Packungen an, sieht dann zu Frau Althaas auf: „Ach, so ist das. Ja, dann nehme ich tatsächlich das erste, was Sie mir empfohlen haben. Das scheint ja für mich tatsächlich das Beste zu sein." (Abstraktion)

Perzeption. Nicht nur beim Kauf von Kleidungsstücken oder Elektrogeräten, sondern auch bei Arzneimitteln ist es wichtig, dass der Kunde das Angebot vorgeführt bekommt. Er möchte die Packung, die ihm angeboten wird sehen, in die Hand nehmen, mit allen Sinnen begreifen. Die vorgelegte Ware sollte dem Kaufwunsch (und der Kaufkraft) des Kunde entsprechen und muss geeignet sein, seine Bedürfnisse voll zu befriedigen. Das kann nur erreicht werden, wenn die Bedürfnisermittlung in der Informationsphase erfolgreich abgeschlossen wurde. Um das für den Kunden geeignete Mittel herauszusuchen, ist eine umfassende Kenntnis des Lagers und des Arzneimittelmarkts notwendig. Zudem muss der Apothekenmitarbeiter die Wirkungen und Vorteile der einzelnen Arzneimittel gut kennen, um sie dem Kunden angemessen darstellen zu können.

Wenn das Arzneimittel dem Kunden vorgestellt wird, ist auch der Umgang des Apothekenmitarbeiters mit der Arzneimittelpackung entscheidend. Durch eine sorgfältige und schonende Behandlung wird das Arzneimittel in den Augen des Kunden wertvoller, während achtloser oder nachlässiger Umgang mit der Ware diese abwertet.

Komparation. Nachdem der Kunde unseren Vorschlag aufgenommen hat, braucht er Alternativvorschläge, um den Wert unseres Angebots einschätzen zu können. Also bekommt er aufgezeigt, welche anderen Möglichkeiten zur Verfügung stehen, seinen Kaufwunsch zu erfüllen oder seine Bedürfnisse zu befriedigen. Hier kann man ihm vorführen, welche anderen Wirkstoffe es gibt und warum man gerade diesen einen bzw. diese eine Kombination für ihn ausgewählt hat. Er erfährt, welche unterschiedlichen Darreichungsformen in Frage kommen und warum man sich beim Vorschlag gerade für diese entschieden hat. Bei der Argumentation ist es wichtig, kundenbezogene Verkaufsargumente anzusprechen, also zu betonen, warum dieses Mittel gerade für diesen Kunden geeignet ist oder was die Eigenschaften eines Medikaments für diesen Kunden bedeuten.

Abstraktion. Nach einem ausführlichen Vergleich der Kaufmöglichkeiten entscheidet der Kunde, was für ihn tatsächlich am wichtigsten ist und entscheidet sich damit für eines der vorgeschlagenen Arzneimittel. Im besten Fall bestätigt er die Vorentscheidung des Apothekenmitarbeiters.

5.4 Die Kaufsignale

Schließlich sind dem Käufer ausreichende und hoffentlich auf ihn passende Argumente für den Kauf einer Ware dargelegt worden. Er wird sich nun entscheiden - entweder dafür oder dagegen.

Es gibt verschiedene Arten von Signalen für Interesse und Kaufabsicht. Sie treten in unterschiedlicher Stärke und in verschiedenen Gesprächsphasen auf und geben Hinweise darauf, ob man mit der Argumentation fortfahren muss oder zum Abschluß übergehen kann.

Der Kunde sendet meist unbewusst durch seine Mimik, seine Gestik, seinen Blick sichere Zeichen aus, wie er zu der Empfehlung steht. Betrachtet er seine Arzneimittelpackung aufmerksam, nimmt er sie in die Hand und zeigt bei all dem ein zufriedenes Gesicht, wird der Kunde kaufen wollen. Nimmt er es kritisch betrachtend in die Hand und setzt dabei einen verächtlichen Gesichtsaufdruck auf, muss man damit rechnen, dass er es nicht will.

Stellt man eine Alternativfrage kann man schon am Gesichtsausdruck und an der Blickrichtung erkennen, wofür sich der Kunde entscheiden wird. Beobachten Sie den Kunden, dann können Sie seine Entscheidung in Ihre Argumentation mit einbeziehen. Verbale Kaufsignale sind einfach zu erkennen.

„Das hört sich gut an!"
„Das ist genau das, wonach ich gesucht habe!"
„Wenn ich gewusst hätte, dass es so etwas gibt, wäre ich schon eher gekommen."

Manchmal braucht der Kunde noch etwas Zeit, die Entscheidung auszusprechen, obwohl sie eigentlich schon längst gefallen ist. In dem Fall stellt er interessierte Fragen zum Produkt. Das können Fragen zu weiteren Eigenschaften sein oder zur Anwendung, zum Preis oder zur Packungsgröße.

„Welche Vorteile bietet das Produkt gegenüber einem anderen?"
„Wie teuer ist das?"
„In welchen Packungsgrößen gibt es dieses Mittel?"
„Und wie muss ich es anwenden?"

Einwände des Kunden

Nach den wenigsten noch so guten Beratungen oder unverbesserlich guten Empfehlungen antwortet der Kunde mit einem begeisterten: *„Ja! Das nehme ich!"* Im Gegenteil. Der Kunde will zeigen, dass er mitdenkt, dass er kritisch ist, und so leicht ist er nicht übers Ohr zu hauen. Also wird er einen Punkt finden, zu dem er sagt: *„Ja, aber..."*

Manchmal werden Einwände nur durch das Verhalten des Kunden zum Ausdruck gebracht, also non-verbal. Vielleicht schiebt er das Mittel gleich zurück, er rümpft die Nase, er schüttelt den Kopf. An dieser Stelle ist es wichtig, durch gezieltes Nachfragen mehr zu erfahren, wie z.B.:

„Offensichtlich lehnen Sie dieses Mittel für sich ab. Können Sie mir Ihre Bedenken nennen, damit ich Sie besser beraten kann."

Kundeneinwände sind in keinem Fall böswillige Störmanöver, sondern manchmal nur verkleidete Fragen.

„Das ist aber teuer!"

Solch ein Einwand bedeutet nicht: *„Wie können Sie es wagen, mir so etwas Überteuertes anzubieten!"*, sondern vielleicht einfach: *„Warum ist das eigentlich teurer als das andere?"*

Auf solche Standardeinwände können wir Argumente vorbereitet haben. Für die gründliche Vorbereitung sind wieder einmal Lager-, Markt- und Preiskenntnisse notwendig.
Der Umgang mit Kundeneinwänden fällt leicht, wenn man sie grundsätzlich als Frage versteht oder umformuliert.

„Sie fragen sich vielleicht, warum diese Tabletten teurer sind als die anderen. Dafür gibt es eine Erklärung..."

Stimmen Sie dem Kunden dabei so viel wie möglich zu. Rechthaberei oder direkter Widerspruch führt in eine Sackgasse, im schlimmsten Fall zu Streit mit dem Kunden. Eine einfache Methode ist auch die sogenannte Ja-aber-Methode. Dabei stimmt man dem Kunden zunächst zu, schließt dann aber eine Erläuterung, eine Begründung einen Vergleich oder eine Berichtigung an.

Frau Neuling empfiehlt einem erkälteten Kunden, gegen seinen festsitzenden Schnupfen einen Sekretlöser und ein Nasenspray zu kaufen. „Nein, kommt nicht in Frage. Da muß ich ja gleich zwei Mittel kaufen. Ich wollte eigentlich nicht so viel durcheinander nehmen." Frau Neuling reagiert ärgerlich: „Dann lassen Sie eben das Nasenspray weg und sehen zu, wie Sie damit zurecht kommen!"

Frau Neuling missversteht den Einwand als Ablehnung gegen ihren Vorschlag. Sie hat das Gefühl, der Kunde wollte tatsächlich nur ein Mittel kaufen, dabei ist es doch leicht, ihn davon zu überzeugen, dass es ihm nur hilft, wenn er beides einnimmt.

Frau Althaas reagiert auf den Einwand des Kunden so: „Ja, das stimmt. Sie brauchen zwei Mittel: eines, was das Sekret in Ihren Nasennebenhöhlen und Ihrer Stirnhöhle löst, und eines, was es auch tatsächlich abfließen läßt. Sie haben nichts davon, wenn das Sekret gelöst ist, aber nicht ablaufen kann, oder umgekehrt, wenn zwar Ihre Nase frei ist, aber der Kopf noch zu sitzt." „Ja, da haben Sie recht! Was macht das bitte zusammen?"

Solche Einwände des Kunden sind keine Ablehnungen, sondern Kaufsignale. Obwohl er scheinbar in Opposition steht, sind solche Bemerkungen ein Zeichen dafür, dass der Kunde hören möchte, dass das Produkt trotzdem genau das Richtige ist für ihn.

Ein Kunde möchte ein Johanniskrautpräparat. Frau Neuling stellt es ihm vor und nennt den Preis. „Huih! Das ist aber teuer!", wirft der Kunde ein. „Wenn Ihnen das zu teuer ist", antwortet Frau Neuling, „kann ich Ihnen ein preisgünstigeres Nachahmerpräparat zeigen." Sie holt es hervor. Der Kunde vergleicht die Preise und kauft das Günstige.

Der Kunde sagt, es sei teuer - er sagt nicht, es sei ihm zu teuer. Das ist ein feiner, aber wichtiger Unterschied. Denn in dem Ausspruch *„Huih! Das ist teuer!"* klang vielleicht sogar etwas Achtung mit, denn möglicherweise bedeutet für ihn teuer auch gut. Oder es war einfach nur die Überraschung, nicht aber blankes Entsetzen und pure Ablehnung - im Gegenteil.

Frau Althaas antwortet auf seinen Einwand: „Ja, das ist teuer! Und es ist sehr gut!" „Ja, das habe ich auch gehört. Ich nehme es." Der Kunde lässt sich noch ein paar Eigenschaften erklären, dann kauft er glücklich die große Packung.

Man darf bei den Einwänden nicht noch einmal in die Diskussion der Qualität gehen. Die sollte vorher abgeschlossen sein. Auf der Zunge liegt vielleicht auch ein „Ja, aber..."

„Ja, das ist ziemlich teuer", antwortet Frau Neuling beim nächsten Mal, „aber das ist auch besser als die anderen."

Durch ihr „Ja, aber..." manövriert sie sich in die Rechtfertigung für den Preis. Aber daraus wird sie nicht sonderlich erfolgreich hervorgehen, denn wir wissen nur selten, wie der Preis zustande kommt. Wir müssen den Preis nehmen, wie er ist und basta. Jedes Medikament hat seinen Preis und da läßt sich nun einmal nichts daran drehen.

Wenn wir Präparate anbieten, hinter denen wir stehen, die wir also auch vertreten können, braucht uns kein Einwand zu erschüttern.

„Oh, das ist aber teuer", wirft der Kunde ein. „Haben Sie denn kein Günstigeres? Vielleicht von - wie heißen die noch - von rotalarm?" „Ja, das ist teuer", bestätigt Frau Althaas. „Es ist auch sehr gut, sonst würde ich es Ihnen nicht anbieten. Natürlich gibt es auch Günstigere. Zum Beispiel auch von rotalarm. Das Präparat von rotalarm enthält aber nur ungefähr die Hälfte des Wirkstoffgehalts im Vergleich zu dem, was ich Ihnen zunächst angeboten habe." „Ach so, dann ist das erste wirklich besser?" „Ja, das kann ich wirklich empfehlen." „Dann nehme ich es doch."

Auch an dieser Stelle ist es wichtig, sich die richtigen Argumente schon vorher zurecht zu legen. Warum empfehlen wir das eine oder das andere Nasenspray? Warum bevorzugen wir die Calcium-Brausetabletten gegenüber den anderen? Wer sich nicht wirklich sicher ist, wird das Mittel im Verkaufsfall auch schlecht vertreten können.

Einwände und ihre möglichen Beantwortungen sind:

„Das hat aber viele Nebenwirkungen!"
Antwort: *„Ja, das ist ein stark wirksames Medikament."*

„Das ist aber teuer!"
Antwort: *„Ja, auf den ersten Blick schon. Der Vorteil liegt in seiner schnellen und starken Wirkung."*

Vorwände des Kunden

Ähnlich wie die Einwände klingen auch die Vorwände des Kunden. Anders als die ersten sind die Vorwände allerdings deutliche Zeichen dafür, dass der Kunde den Kauf ablehnt.

Nachdem Frau Neuling dem Kunden Vitamin E-Präparate gezeigt hat, fasst der Kunde an sein Portemonnaie: „Das hört sich toll an, aber - ach - ich glaube, ich habe heute überhaupt nicht genug Geld dabei!"

Hierbei handelt es sich um einen Vorwand. Der Kunde möchte dieses Vitamin E nicht kaufen, aus welchem Grund auch immer. Sein Vorwand, er habe kein Geld dabei, könnte leicht entkräftet werden: Die Banken haben noch geöffnet, Sie können ja eben noch Geld holen gehen. Ich lege Ihnen das Mittel so lange zurück! - oder: Wir nehmen auch Euro-Schecks! - oder: Sie können es ruhig schon mal mitnehmen. Sie kommen ja in den nächsten Tagen bestimmt wieder vorbei, dann können sie beim nächsten Mal bezahlen.
Alles das wird den Kunden nicht umstimmen, denn es liegt nicht am mitgeführten Bargeld, dass er das Mittel nicht kaufen will.
Wir dürfen auf keinen Fall noch einmal in die Diskussion gehen, denn das würde aussehen, als wollten wir den Kunden nicht gehen lassen. Wir müssen seine Entscheidung akzeptieren und sollten weder ihn noch uns bloßstellen. Wir spielen das Spiel mit.

„Ach - ich habe heute nicht genug Geld dabei!", wirft der Kunde ein. Frau Althaas nimmt die Sachen wieder zurück und antwortet freundlich: „Ach, das ist ja schade. Aber wir haben die Sachen ja immer vorrätig. Sie können gerne beim nächsten Mal noch einmal nachfragen."

Frau Althaas weiß, dass der Kunde beim nächsten Mal wohl eher nicht fragen wird, aber sie spielt sein Spiel mit, um ihm keine Blöße zu geben.
Andere Vorwände sind:

„Ich überlege mir das noch einmal."
„Da muss ich erst einmal meinen Mann fragen."
„Ich habe heute schon so schwer zu tragen."

Offene Ablehnungen

Manchmal lehnt der Kunde es rigoros ab, irgendeiner Empfehlung auch nur zuzuhören. Solche Kunden scheinen mit der Einstellung in die Apotheke zu kommen: Die wollen mir sowieso nur etwas aufschwatzen - ich wehre mich.

Frau Althaas empfiehlt einem Kunden noch einen Hustentee zu seinem Rezept über Hustenlöser und Hustenstiller. „Nein, den habe ich selbst!" kommt die burschikose Antwort. „Schön", antwortet Frau Althaas freundlich. „Dann sind Sie ja rundum versorgt!"

Frau Althaas reagiert freundlich, denn sie akzeptiert die Entscheidung des Kunden. Nicht jeder möchte eine Zusatzempfehlung. Es sind immer wieder einige dabei, die glauben, wir wollten Ihnen etwas Böses. Entschuldigen Sie sich auf keinen Fall für Ihre Empfehlung, denn Sie haben ihm nur ein Angebot gemacht. Auch wenn der Kunde vielleicht unhöflich und barsch reagiert, versuchen Sie so zu tun, als hätte er sich trotz Ablehnung freundlich für Ihre Empfehlung bedankt.

5.5 Die Zusatzempfehlung

Gerade beim Zusatzverkauf häufen sich die moralischen Bedenken der Apothekenmitarbeiter. In keiner anderen Branche scheinen Verkäufer Bedenken zu haben, den Kunden etwas zu verkaufen. Warum auch? Davon leben sie schließlich! Kein Gastwirt käme auf die Idee zu sagen, der Gast solle lieber zu Hause essen, um Geld zu sparen. Keinem Autoverkäufer ist es peinlich, dem Käufer zu einem Auto, was sowieso schon 40.000 DM kostet, auch noch Extras für 10.000 DM anzubieten. Keinem Reisebüro ist es unangenehm, dem Kunden zu der sündhaft teuren Karibikreise auch noch die Dampferfahrt mit Kapitänsempfang zu verkaufen. Denn der Kunde möchte dieses Essen, er möchte diese Extras und über die Dampferfahrt freut er sich am meisten. Er will es, aber es muss ihm angeboten werden, denn er weiß nicht, was er alles haben kann!

Die Situation in der Apotheke ist ähnlich. Ein erkälteter Kunde kommt zu uns, weil er etwas für seine Gesundheit kaufen will. Er will wahrscheinlich keinen heißen Tee mit Zitrone trinken, sonst wäre er zu Hause geblieben. Nun steht er in der Apotheke und möchte, dass Sie ihm etwas anbieten. Vielleicht einen Erkältungstrunk, denn er wird sich erinnern, die Werbung schon einmal irgendwo gesehen zu haben.

Ein anderer Patient mit starkem Husten kommt mit einem Rezept vom Arzt. Er ist bereit, noch mehr für seine Gesundheit zu tun, als die verordneten Medikamente zu nehmen. Vielleicht wartet er nur darauf, dass Sie ihm vielleicht einen Tee oder vielleicht einen Badezusatz empfehlen?

Der Kunde, der die Drei-Monats-Packung Knoblauchkapseln verlangt, freut sich möglicherweise auch darüber, dass er zusätzlich die Vitamine A, C und E von Ihnen für seine Gefäße bekommen kann.

Die Frage: *„Kann ich sonst noch etwas für Sie tun?"* reicht hier nicht aus. Denn meistens werden Arzneimittel empfohlen, von denen die Kunden gar nicht wissen, dass es sie gibt.

Keine Zeit für Zusatzempfehlungen. Wenn man Apothekenangestellte fragt, warum sie keine Zusatzempfehlungen machen, lautet häufig die Antwort, dass sie für so etwas keine Zeit hätten. Diese Antwort zeugt von einer seltsamen Einstellung dieser Mitarbeiter. Wenn Sie keine Zeit haben zu verkaufen, womit vertun sie dann ihre Zeit?

Das Verkaufen ist das, was der Apotheke den Umsatz bringt. Alle Arbeit, die hinten im Helferinnenbereich oder im Labor oder zur Rezeptbearbeitung getan werden muss, ist zwar notwendig, aber bringt uns nicht mehr Geld. Nur die ausführliche Beratung und die konsequente Empfehlung geeigneter Produkte sind der Sinn unserer Arbeit. Der Kunde ist der Zweck unserer Arbeit und nicht deren Unterbrechung. Das ist eine Tatsache, die auch der Apothekenleiter beim Einsatz seiner Mitarbeiter immer wieder berücksichtigen muss.

Mangelndes Engagement der Apothekenmitarbeiter. „Keine Lust!" ist eines der häufigsten Argumente gegen den Zusatzverkauf. Hier fehlt es den Mitarbeitern und Mitarbeiterinnen wohl an der richtigen Motivation durch den Chef. Keine Lust zum Zusatzverkauf bedeutet auch: keine Lust auf meine Arbeit. Vielleicht hat der Kollege oder die Kollegin den falschen Beruf gewählt?

Vielleicht sieht man aber auch, dass der Chef oder die Chefin bei schwierigen Kunden auch sofort das Weite sucht. Er denkt wohl vielleicht auch nicht im Traum daran, einem Kunden eine Zusatzempfehlung zu machen, weil die Arbeit sich im Büro in der Zwischenzeit anhäuft. Also hat auch der Chef, der eigentlich das große Vorbild sein sollte, einfach keine Lust.

Oder ist es vielleicht so, dass im Handverkauf immer jemand daneben steht und zuhört, sei es eine „besserwisserische" Kollegin oder ein ebensolcher Chef? Und immer wenn man sich mal traut, dem Kunden etwas wortreicher zu empfehlen, redet man mit der Angst im Nacken, dass sich gleich der andere einmischen wird und einen bloß stellt. So macht das Kundengespräch keinen Spaß.

Hat schon mal irgendeiner die unzufriedene Kollegin und den muffeligen Mitarbeiter gelobt? Werden die Apothekenmitarbeiter angemessen zu ihrer Arbeit entlohnt? Werden regelmäßige Fortbildungen angeboten? Es gibt viele Ansatzpunkte, die Motivation der Mitarbeiter und damit die Lust zur Zusatzempfehlung zu steigern.

Mangelnde Übung im Empfehlen. Ein anderer Punkt ist die mangelnde Übung: Ach, mir fällt in solchen Momenten nie etwas ein! Kein Problem, das kann geübt werden. Es empfiehlt sich eine Liste zu erstellen: für unterschiedliche Indikationsgebiete die geeigneten Zusatzempfehlungen.

Der Phantasie und der Ausdauer beim Erstellen und Besprechen solcher Listen sind keine Grenzen gesetzt.

Zur Erleichterung des Einstiegs hilft es auch, sich Formulierungen zurechtzulegen, um eine Zusatzempfehlung zu starten:

„Was Sie noch für sich tun könnten,..."
„Damit Sie noch schneller wieder auf die Beine kommen,..."
„Um rundherum gut versorgt zu sein, könnten Sie noch..."
„Gut wäre für Sie noch,..."
„Damit Sie gut versorgt sind, sollten Sie noch daran denken,..."
„Was Ihnen noch helfen könnte,..."

Indikation	Zusatzempfehlung	Zusätzliche Tipps
Husten	Hustentee Hustenbonbons Etherische Öle Einreibung	Dampfbad Rotlicht
Schnupfen	Inhalation Nasensalbe Taschentücher	Rotlicht
Hals- schmerzen	Halslutschtabletten	Schal
Fieber	Lindenblütentee	Wadenwickel
Fußpilz	Desinfektionsspray für die Schuhe	Füße nach dem Waschen gründlich trocknen

Zum Erstellen solcher Listen kann man am Besten mit dem gesamten Apothekenteam zusammenarbeiten. Nur so kommt man auf möglichst viele Ideen, die man dann in den nächsten Kundengesprächen versuchen kann umzusetzen.

Es kann auch Spaß machen, über gelungene Zusatzempfehlungen Buch zu führen und die Erfahrungen bei der nächsten Besprechung auszutauschen.

5.6 Der Ersatzverkauf

Trotz großer Bemühungen können nicht alle Kundenwünsche erfüllt werden. Das gewünschte Arzneimittel ist gerade nicht vorrätig.

„Ich möchte das Kopfschmerzmittel Kopf-Ass als Brausetabletten", sagt der Kunde. „Dieses Mittel haben wir nicht vorrätig. Als Ersatz kann ich Ihnen diese Tabletten hier empfehlen. Sie enthalten den gleichen Wirkstoff und werden für den gleichen Preis verkauft."

Wenn ein konkreter Kundenwunsch nicht bedient werden kann, so besteht die Möglichkeit einen Ersatzartikel anzubieten. Er sollte den gleichen Zweck erfüllen und ungefähr gleich viel kosten. Wichtig ist die Argumentation und das Verhalten des Verkäufers. Er braucht sich nicht zu entschuldigen - ihn trifft keine Schuld! Er braucht keinen bedauernden Gesichtsausdruck aufzulegen. Er darf nicht sagen: *„Leider habe ich nur dieses Mittel..."*, sondern selbstbewusst: *„Stattdessen kann ich Ihnen auch das empfehlen."*

Die Markentreue und die Kaufwünsche der Kunden sind viel stärker zu beeinflussen, als man allgemein annimmt. Dabei muss sich der Verkäufer allerdings in den Kunden hinein versetzen können und angemessen argumentieren.

Wenn der Kunde auf seinem Kaufwunsch besteht, kann ihm angeboten werden, das gewünschte Mittel zu bestellen. Die Apothekenbelieferung ist leistungsfähiger als die meisten Kunden glauben. Häufig sind die Kunden überrascht, wie kurzfristig Arzneimittel bestellt und geliefert werden.

„Ich kann es Ihnen gerne bestellen. Es kann mit der nächsten Lieferung um 12 Uhr schon hier in der Apotheke sein."

Betonen Sie, wie schnell Sie die Bestellung ausführen können und dass so schnell kein anderes Geschäft Waren besorgt.

Ähnlich wie beim ausgesprochenen Kundenwunsch kann auch mit der ärztlichen Verschreibung umgegangen werden. Zunächst kann versucht werden, nach Rücksprache mit dem Arzt ein vergleichbares vorrätiges Arzneimittel von einem anderen Hersteller auszuwählen. Wenn das keinen Erfolg hat oder der Kunde keine Eile hat mit der Belieferung des Rezeptes, kann das fehlende Medikament bestellt werden.

Wenn auch die kurzfristige Bestellung beim Kunden Missmut erregt, kann dem Kunden angeboten werden, ihm das Arzneimittel nach Hause zu bringen. Hier muss jede Apotheke ihren eigenen Weg finden, nach welcher Dringlichkeit oder Entfernung sie die Lieferung einschränkt oder ausführt. Der Kunde sollte darauf hingewiesen werden, dass diese Zustellung des Arzneimittels nicht selbstverständlich ist, sondern eine besondere Leistung der Apotheke, die er zu schätzen wissen sollte.

„Sie haben nicht mehr die Möglichkeit, heute Abend noch vorbeizukommen und das Arzneimittel abzuholen? Sie haben auch nicht die Möglichkeit, einen Nachbarn zu schicken? Wenn Sie dieses Mittel aber heute noch benötigen, können wir es Ihnen auch vorbeischicken. Denn Sie sollten nicht das Risiko eingehen, mit der Tabletteneinnahme auszusetzen."

6

Der Abschluss

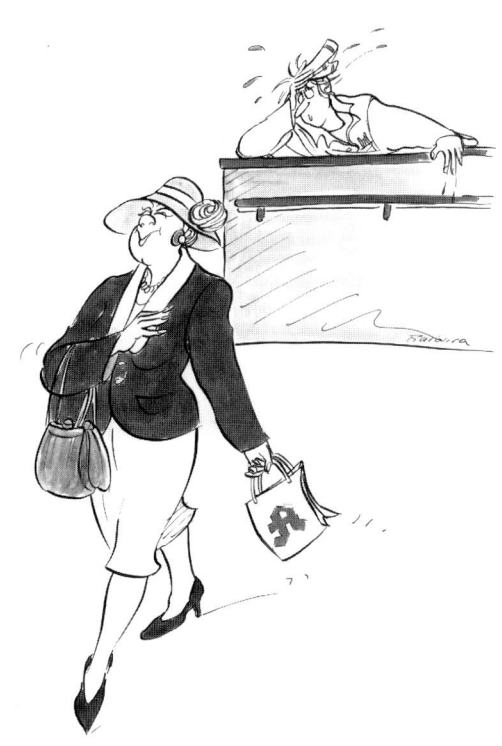

Zum Abschluss des Verkaufsgesprächs gehört nicht nur der Verkaufsabschluss. So wie ein freundlicher Blick schon vorweg wichtig ist, gehört auch eine nette Verabschiedung zum Gespräch dazu.

Während der erste Eindruck entscheidend ist für den Verlauf des gesamten Gesprächs, beeinflusst der „letzte Eindruck" die Erinnerung an den Aufenthalt in der Apotheke.

Der richtige Zeitpunkt. Auch die Wahl des richtigen Zeitpunkts für den Verkaufsabschluss kann über den Erfolg oder Misserfolg eines Verkaufsgesprächs entscheiden. Erfolgt der Abschluss zu früh, wenn der Kunde noch nicht zum Kauf bereit ist, fühlt er sich bedrängt und überrumpelt; erfolgt der Abschluss zu spät, ist die Kaufstimmung des Kunden manchmal schon wieder zerredet.

Der richtige Zeitpunkt ist erreicht, wenn der Kunde einen auffallend zufriedenen Gesichtsausdruck macht, zustimmend mit dem Kopf nickt, die Ware immer wieder in die Hand nimmt oder zu sich heranzieht und sein Portemonnaie in die Hand nimmt.

6.1 Der Kaufentschluss

Nach einem längeren Beratungsgespräch entscheidet sich der Kunde schließlich für ein Produkt. Das ist die optimal Voraussetzung für einen rundum zufriedenstellenden Kauf.

„Ich nehme diese Hustentropfen. Die reichen, glaube ich, bei meinem Husten aus." - „Das ist wirklich genau das Richtige für Sie", antwortet Frau Althaas. „Damit wird Ihr Husten bald gelöst sein und wird dann auch bald verschwinden."

Frau Althaas begrüßt die Entscheidung des Kunden und bestätigt ihm, eine gute Wahl getroffen zu haben. Damit gibt sie ihm positive Vorstellungen in Verbindung mit diesen Hustentropfen mit auf den Weg. Er verlässt die Apotheke nicht nur mit den Tropfen selbst, sondern auch mit der Gewissheit, dass sie ihm gut helfen werden.

Ein solcher Satz schließt den Kauf positiv ab und kann die Unsicherheit des Kunden mit einem (letzten) Schlag ausräumen. Denn im Verlauf des Gesprächs hat der Kunde wahrscheinlich auch etwas von den Nachteilen „seines" Produktwunsches gehört und von den Vorteilen anderer Präparate. Er hat erfahren, dass es viel mehr zu überlegen gab, als er bei Betreten der Apotheke dachte, und nach diesem kurzen Gespräch ist er sich jetzt vielleicht gar nicht mehr so sicher, was er denn braucht. Hier kann der Apothekenmitarbeiter ihm die Bestätigung geben: *„Unabhängig davon, was wir nun alles besprochen haben: Ihre Wahl ist eine gute Wahl, weil das Pro-*

dukt, für das Sie sich entschieden haben, gute Eigenschaften besitzt (nämlich ...), die gerade Ihnen in Ihrer Situation nützlich sein werden."

Im Prinzip handelt es sich hierbei um eine Beglückwünschung des Kunden zu seinem Entschluss. Und dieser Glückwunsch lässt jede schwierige Entscheidung glücklich enden.

Übrigens freut sich der Kunde ganz besonders darüber, wenn er mit einem ganz konkreten Präparatewunsch die Apotheke betreten hat, dieser Wunsch erfüllt werden kann und eine besondere Beratung nicht notwendig erscheint.

Der Kunde möchte ein bestimmtes Schmerzmittel. „Hier bitte schön. Damit haben Sie tatsächlich ein gut verträgliches Mittel, was schnell und stark gegen Schmerzen wirkt."

Der Kunde möchte das neue Hustenmittel aus der Werbung. „Ja, gern. Mit diesen Brausetabletten bekommen Sie auch Ihren festsitzenden Husten gelöst."

Manchmal ergeben sich erst durch eine solche Bemerkung Ansatzpunkte zu einer Beratung. Bei einem angemessenen Wunsch oder einer guten Entscheidung sollte es leicht fallen, den Kauf mit einer positiven Bemerkung abzurunden.

Schwieriger ist es, wenn der Kunde eine Fehlentscheidung trifft.

„Ich nehme nur diesen Hustentee. Das wird mir schon reichen", entscheidet sich ein Kunde mit einem starken und lästigen festsitzenden Husten. Frau Althaas antwortet: „Dieser Hustentee kann das Abheilen zwar unterstützen, aber es könnte sein, dass Ihr festsitzender Husten stärker gelöst werden muss. Sie könnten mit diesem Wirkstoff hier in den Brausetabletten sicherlich schneller wieder gesund werden."

Frau Althaas versucht seine Fehlentscheidung zu korrigieren. Denn der Kunde wird wahrscheinlich sie für die unzureichende Wirkung verantwortlich machen und sich hinterher über die Apotheke ärgern, die ihm diesen Tee verkauft hat.

Wenn der Kunde sich aber nicht leicht umstimmen lässt, muss man seine Entscheidung freundlich akzeptieren. Man kann ihn aber noch einmal darauf hinweisen, dass man ihm zu etwas anderem rät.

„Bitte achten Sie weiter auf Ihren Husten. Wenn es Ihnen nicht in den nächsten drei Tagen besser geht, wäre es besser für Sie, doch einmal zum Arzt zu gehen."

In vielen Fällen kann sich der Kunde allein nicht entscheiden, weil ihm das notwendige Wissen fehlt. Er erwartet vom Apothekenmitarbeiter nicht nur Information, sondern auch eine Entscheidungshilfe. In diesem Fall kann der logische Aufbau des Verkaufsgesprächs die Auswahl systematisch so einschränken, dass am Schluß nur noch ein oder zwei Produkte übrig sind. Die Vor- und Nachteile dieser Produkte können deutlich gegeneinander gestellt werden, um den Vergleich zu erleichtern.

„Gegen Ihren Husten wirken sowohl diese Tropfen als auch die Tabletten hustenlösend. Diese Tropfen mit pflanzlichen Inhaltsstoffen verflüssigen den Schleim, aber wirken auch dämpfend auf den Hustenreiz. Diese Tabletten hingegen wirken stärker als die Tropfen schleimlösend, so dass der Husten wahrscheinlich schneller verschwindet; allerdings hat der Wirkstoff keinen Einfluss auf den Reizhusten."

Wenn der Kunde herumdruckst und sich nicht entscheiden kann, kann der Apothekenmitarbeiter versuchen, die Gründe für sein Zögern herauszufinden. Möglicherweise möchte der Kunde zwar seinen Husten so schnell wie möglich loswerden, hat aber Bedenken gegen sogenannte chemische Wirkstoffe und pflanzliche Inhaltsstoffe wären ihm lieber.

„Die Tabletten wirken stärker als die Tropfen. Trotzdem sind sie unbedenklich, denn es treten nur in ganz seltenen Ausnahmen Nebenwirkungen auf. Und sie helfen wirklich ausgezeichnet."

In einigen Fällen kann man als Verkäufer so argumentieren, als sei die Entscheidung des Kunden bereits gefallen. Durch die Verwendung von Suggestivfragen kann der Kunde zu einer Entscheidung geführt werden.

„Sie wollten doch ein starkes Mittel gegen Ihren Husten, denn Sie leiden jetzt schon seit einigen Tagen darunter und möchten eine schnelle Hilfe? Dann nehmen Sie also diese Tabletten? Es wäre gut für Sie, wenn Sie sich an die Empfehlung halten: dreimal täglich eine Tablette. Dann kommen Sie mit zwanzig Tabletten aus."

Hat sich der Kunde schließlich zum Kauf entschieden, kann der Apothekenmitarbeiter die Entscheidung begrüßen und mit ein paar Worten noch einmal bestätigen, dass der Kunde damit das Bestmögliche für sich getan hat.

„Damit werden Sie bald wieder gesund und Ihren Husten los werden."

Kann sich der Kunde trotz allem nicht entscheiden, darf der Mitarbeiter ihm die Ware nicht aufdrängen, sondern sollte die zur Wahl stehenden Arzneimittel wieder zurücknehmen, um ihm die Möglichkeit zu geben, auch ohne Kauf wieder gehen zu können.

„Das können Sie selbst am besten entscheiden."
„Vielleicht möchten Sie es sich noch einmal überlegen?"
„Vielleicht möchten Sie es doch zunächst noch ohne Arzneimittel ausprobieren?"

6.2 Die Verabschiedung

Den eigentlichen Abschluss des Verkaufsgesprächs bildet die Verabschiedung des Kunden. Sie ist wichtig, weil sie der „letzte Eindruck" ist, den der Kunde aus der Apotheke mit nach Hause nimmt und in Erinnerung behält.

Nach einem ausführlichen Beratungsgespräch nennt Frau Neuling auf Anfrage des Kunden die zu zahlende Summe: „Das macht bitte 23,88 DM!" Der Kunde sucht sein Geld heraus, Frau Neuling blickt schon mal auf die wartenden Kunden: Wer könnte der nächste sein? Der Kunde legt 25 DM auf den Zahlteller, Frau Neuling nimmt eine Mark und zwölf Pfennige aus der Kasse und gibt sie dem Kunden mit einem letzten Lächeln zurück. „Wer bekommt dann?", fragt sie in den Raum hinein. Der Kunde steckt gerade noch sein Wechselgeld in sein Portemonnaie, als eine besonders energische Kundin aus der zweiten Reihe ihn ein bisschen zur Seite schubst, um ihr Rezept Frau Neuling herüberzureichen.

Der so abgefertigte Kunde wird sich ein bisschen unwohl fühlen in seiner eingezwängten Lage. Er fühlt sich abgeschoben. Gerade eben war er für Frau Neuling noch der wichtigste Mensch im Raum; nach dem Abkassieren ist er lästig und steht nur noch im Weg. Er wird versuchen, so schnell wie möglich das Weite zu suchen. Vielleicht wird er dieses Gespräch deshalb nicht als gut in Erinnerung behalten.

So muss ein Gesprächsende nicht aussehen, auch wenn zehn Kunden dringend darauf warten, bedient zu werden. Vielleicht können Sie die zehn Sekunden auch noch warten, die der Kunde braucht, um sein Geld ordentlich wegzustecken.

Frau Althaas schließt auch gerade den Verkauf ab: „10,64 DM bitte!" Der Kunde legt einen Zwanzigmarkschein hin. „Haben Sie vielleicht 64 Pfennige klein? Oder vielleicht eine Mark? Das würde mir sehr helfen", sagt Frau Althaas. Der Kunde kramt im Portemonnaie. „Ja, ich habe viele Groschen, aber", antwortet er und sieht sich vorsichtig um, „haben Sie denn die Zeit zu warten, bis ich mein Kleingeld herausgekramt habe?" „Ja, klar", antwortet Frau Althaas, „soviel Zeit muß sein." - „Vielen Dank!", sagt sie, als er das Geld auf den Zahlteller legt. Während sie das Kleingeld in die Kasse räumt, steckt der Kunde sein Portemonnaie ein und nimmt sein Medikament in die Hand. „Geht es so mit? Oder soll ich es Ihnen lieber einpacken?", fragt Frau Althaas noch. „Nein, danke, es geht so", antwortet der Kunde und wendet sich zum Gehen. „Auf Wiedersehen!" „Auf Wiedersehen!", antwortet Frau Althaas und das ruft auch Herr Dr. Nettmann, der gerade mit einem Rezept auf dem Weg zu den Arzneimittelschüben ist. Frau Althaas wendet sich erst jetzt den wartenden Kunden zu.

Frau Althaas ist bis zuletzt für den Kunden da. Sie verliert nicht das Interesse an ihm, als er sich zu Kauf entschlossen hat. Sie verabschiedet ihn erst, nachdem er selbst „Auf Wiedersehen" gesagt hat.

Häufig gibt es nach dem Kaufentschluss nicht mehr viel zu sagen. Deshalb ist es gerade zu diesem Zeitpunkt wieder wichtig, auf die Körpersprache zu achten. Bleiben Sie dem Kunden zugewandt. Suchen Sie zur Verabschiedung unbedingt noch einmal seinen Blickkontakt. Und lächeln Sie! Das wird dem Kunden das Gefühl geben,: „Was war das doch für ein nettes Gespräch!", auch wenn es im Verlauf des Gesprächs Schwierigkeiten gegeben hat. Es gibt viele Möglichkeiten zu einem freundlichen Abschluss.

„Brauchen Sie eine Tüte oder können Sie es so einstecken?"
„Warten Sie, darf ich Ihnen die Tür aufhalten? Ich helfe Ihnen hinaus."

Manchmal muss man sich schon einer neuen Sache zuwenden, obwohl der Kunde noch dabei ist, seine Sachen zusammenzusuchen. In dem Fall darf man sich nicht wortlos davonstehlen, sondern muss sich dem Kunden noch einmal deutlich zuwenden, ihm zulächeln und ihn freundlich verabschieden.

„So, Sie sind versorgt? Sie haben doch nichts dagegen, wenn ich mich dem Nächsten zuwende?"

„Entschuldigung, es wartet jemand am Telefon auf mich. Ich muss nach hinten. Ich sag schon mal auf Wiedersehen."

Man sollte in dem Fall versuchen, den Abschiedsgruß seines Kunden auch zu beantworten, auch wenn man sich bereits dem Nächsten zugewendet hat.

Der schönste Abschluss eines Kundengesprächs sind natürlich die guten Wünsche.

„Gute Besserung!"
„Hoffentlich geht's Ihnen bald wieder besser!"

Nur werden diese Wünsche schnell zur starren Floskel und wirken dann künstlich und nicht überzeugend. Hin und wieder lassen sie sich aber anbringen.

Die persönlichen Grüße kommen nur bei guten Bekannten vor, oder bei langjährigen Stammkunden und ebensolchen Mitarbeitern:

„Und grüßen Sie mir Ihre Mutter!"
„Gruß an Ihren Gatten!"
„Schöne Grüße an Gabi, wenn Du sie siehst!"

Beim Abschied sollte man also das freundliche Bild, das man während des Gesprächs aufgebaut hat, nicht leichtfertig zerstören. Der Kundenkontakt ist erst dann beendet, wenn der Kunde die Apotheke verlassen hat.

Wenn der Kunde noch am HV-Tisch seine Sachen zusammenpackt, ist es für alle unangenehm den nächsten Kunden in zweiter Reihe zu bedienen. Denn wir sollten unsere Leistung nicht in Kunden pro Zeiteinheit, sondern eher in Zufriedenheitsgrad je Kunde bemessen.

Denn: Der letzte Eindruck hält am längsten an!

Literatur

Birkenbihl, Vera F.:
Rhetorik-Training
mvg-Verlag 1989

Birkenbihl, Vera F.:
Signale des Körpers
mvg-Verlag 1994

Correll, Werner:
Motivation und Überzeugung in Führung und Verkauf
Verlag Moderne Industrie 1983

Harris, Thomas A.:
Ich bin o. k., Du bist o. k.
Reinbek 1975

Heuer, Hubert, Heuer, Sabine und Lennecke, Kirsten:
Compliance in der Arzneitherapie
Wiss. Verlagsgesellschaft 1999

Lay, Rupert:
Führen durch das Wort
Wirtschaftsverlag Langen-Müller/Herbig 1978

Lennecke, Kirsten:
Zusatzempfehlung - Zusatzverkauf
Deutscher Apotheker Verlag 1999

Melber, Theo, und Schreiter, Wolfgang:
Mehr Verkaufen
Warenverkauf und Absatzmarketing im Einzelhandel
Verlag Dr. Max Gehlen 1988

Schulz von Thun, Friedemann:
Miteinander Reden - Störungen und Klärungen
Allgemeine Psychologie der Kommunikation
Rowohlt 1994

Watzlawick, Paul, und Mitarbeiter:
Menschliche Kommunikation.
Formen, Störungen, Paradoxien
Verlag Hans Huber 1969

Weisbach, Christian-Rainer:
Professionelle Gesprächsführung
Beck-Wirtschaftsberater, dtv 1994

Sachregister

A

Abklärung 92-94, 98
Abstraktion 161-163
Anrede 35 f
antiautoritärer Stil 75
  Siehe auch Gesprächsstile
Appell 9, 154-160
  Siehe auch Botschaften einer Nachricht
- an die Eigenverantwortung 155
-, erfolgloser 154
-, erfolgreicher 156
-, offener 160
-, paradoxer 159
-, verdeckter 157
Ärger 17 f, 55, 65, 110
Argumentation 147, 161
Arzneimittelsteckbriefe 133
Aufmerksamkeit 25, 115, 119, 121 f
  125, 130
- binden 121
- des Apothekenmitarbeiters 25
- des Kunden 115, 119, **122**, 130 f
- wecken 125
Aufmerksamkeits-Killer 123
Authentizität 70
autoritärer Stil 75
  Siehe auch Gesprächsstile

B

Bedürfnis 46, 48, 50, 63, 127 f, 144
Bedürfnis 46, 48, 53 f, 57 f, 60,
  145-148, 150
- nach Anerkennung 57, **144**
- nach Ansehen 128
- nach Kontakt 46, 63, 128
- nach Selbstachtung 54, 58,128, **148**
- nach Selbstbestimmung 46, 48, 53 f
- nach Sicherheit 46, 50, 60, 127, **145**
- nach Unabhängigkeit 150
- nach Vertrauen 46,**147**
Bedürfnispyramide 146
Begrüßung 20, 23-25, 34
-, Grußworte 34
Beipackzettel 116
Beratung ausführliche 135 f
Beratungsbedarf 100
Beratungsinhalt 115
Beratungsziel 115 f
Beschwerden 109
Beziehung 34, 80, 140, 142
-, Definition 34
- des Kunden zur Ware 142
- des Verkäufers zur Ware 140
- zwischen dem Verkäufer und
  dem Kunden 142
- zwischen den Gesprächs-
  partnern 34, 80
Beziehungsaussage 9
  Siehe auch Botschaften einer Nachricht
Beziehungsdefinition
Blickkontakt **27**-29, 179
Botschaften einer Nachricht 8-11, 47
-, Appell 9 ff
-, Beziehungsaussage 8, 10 f
-, Sachaussage 8
-, Selbstoffenbarung 10 f
-, Streit durch Wechsel der Aussage-
  ebenen 47

C

Compliance 115 f

D

Dauerverordnung 98-99
Dosierung 98, 116
-, Abklärung 98
-, eigenmächtige Änderung 116

E

Eigendiagnose, Abklärung 92-94
Eindruck 23-25, 175, 180
-, der erste **23**-25
-, der letzte 175, 180
-, Gesamteindruck 23 f
Einfachheit einer Sachaussage 118
Einmischen ins Kundengespräch 69,
  71, 169
Einwände 38, 51, **164** f
- als Streitauslöser 38
- beim Besserwisser 51
Eltern-Ich 81
Emphathie 17, 139
Empfänger 5
Entschuldigungen, unnötige 72, 171
Ersatzverkauf 170
Erstverordnung 98
Erwachsenen-Ich 81

F

Fachwörter 118 f
Fassadentechniken 68
Feed-Back 18, 29
  Siehe auch Rückmeldung
Frage 162
Fragen 65, 87, 91, 96, 100 f, 103, 121
-, Alternativ- 101, 163 .

- bei der Rezeptbelieferung 96
-, geschlossene 101
- in der Selbstmedikation 91
-, offene 65, 100
-, ordnende 103
-, rhetorische 121
Fragetechnik 100
Freiheit einräumen 74-77, 169
  Siehe auch Gesprächsstile

G

Gedächtnisbildung 130 f
Geringschätzung des Kunden 74-77
Gesprächsabschluss 20
Gesprächseröffnung 20, 43
Gesprächsführung 5
Gesprächspausen 106 f
Gesprächsstil 73, 75-78
Gliederung einer Sachaussage 119 f
Grundbedürfnisse 127, **144**, 156
-, physiologische 144
-, psychische 144

H

Handhabung der Arzneimittelpackung 131
Handlungsanweisungen 50, 117,
  130, 132, 136
Hören mit vier Ohren 11

I

Imponiertechniken 67
Indikation 91, 96 ff
-, Abklärung 91, 96-98
Informationssammlung 20, 87
Interaktion 105
  Siehe auch Transaktion
- der Gesprächspartner 17, 80
Interpretation

K

Kaufablehnung
-, offene 167
Kaufentscheidung 153, 176
-, Abnahme der 50
-, Beeinflussung durch Alternativ-
  fragen 101
-, Einräumen von Freiheit 74
-, Entscheidungshilfe 176
-, Fehlentscheidung 176
-, Lenkung 73, 78
Kaufentschluss 175
Kaufmotive 142 f, 150, 152-154
-, Arbeits- und Zeitersparnis 154
-, Geldersparnis 150
-, Gesundheit 152
-, Qualität 153
Kaufsignale 163, 165

Kindheits-Ich 80
Kommunikation 5, 7
-, non-verbale Siehe auch
  Körpersprache
-, Grundsätze 7
-, Theorie 5
Komparation 161-163
Kontakt 46
  Siehe auch Bedürfnis nach Kontakt
Kontaktaufnahme 28
Körperhaltung **30** f, 33
Körpersprache 25, 33, 163
-, Interpretation 33
Kundentypen **45** f, 49, 51, 53, 55,
  57 f, 60, 62, 64, 100 f, 129, 145,
  147-148, 149
-, der Aggressive 46-49, 149
-, der Ängstliche 46, **58**-60, 129, 147
-, der Arrogante 46, **55**-57, 129, 145
-, der Besserwisser 46, **51**-53, 101,
  129, 145, 149
-, der Eilige 46, **60**-62, 129
-, der Misstrauische 46, **53**-55, 129,
  147-149
-, der Redselige 46, **62**-64, 101, 129,
  148
-, der Schüchterne 129
-, der Schweigsame 46, **64**-66, 100,
  101, 129
-, der Sparsame 46, **57**-58
-, der Unsichere 46, 49-51, 145, 148

L

laissez-faire Stil 75
  Siehe auch Gesprächsstile
Lieferschwierigkeiten 76
Lenkung 73, 75-77

M

Markentreue 171
Mimik 14, 23, **26** f, 30, 46, 49, 51,
  53, 55, 57 f, 60, 62, 64, 111, 122
  144 f, 147 f, 150, 163 f
Missverständnisse **11-16**, 90 f,
  96, 109, **111**
- durch das Hören mit vier Ohren
  11, 14-16
- durch fehlende Information 90
- Vermeidung durch Fragen 91, 96
Motivation 126, 129, 143
- als Spannungszustand 143
-, Anwendungs- 129
- zur Arzneitherapie 126
-, Zuwendungs- 129
Motive 127
  Siehe auch Motivation
  Siehe auch Bedürfnisse

N

Nachricht 5-8
  Siehe auch Botschaften einer Nachricht
Nebenwirkungen 60, 116 f, 133
-, Angst vor 60, 116, 133
-, Informationen zu 11, 133
Non-Compliance 117
non-verbale Kommunikation 7, 141
Nutzen des Arzneimittels 116, 119, 126, 136
-, Information zum 119
-, Zweifel 116

P

partnerschaftlicher Stil 75
  Siehe auch Gesprächsstile
Personenwahrnehmung 36-38
-, Projektion 37
-, Übertragung 38
-, Vorurteile 37
Perzeption 161 f
Pharmazeutische Betreuung 99
Prägnanz einer Sachaussage 120
Preis des Arzneimittels 44, 57, 128, 153, 165-167
- bei der Kaufentscheidung 44
-, Wirtschaftlichkeit 128
Berechnung des Preisunterschieds 57, 153
- als Einwand 165 f
- als Vorwand 167
Probleme 99,132
- bei der Anwendung des Arzneimittels 132
Projektion 37

R

Rollenspiel 65, 80
-, Transaktionsanalyse 80
Rückkoppelung 18
Rückmeldung 64, 106, 74

S

Sachaussage 9
  Siehe auch Botschaften einer Nachricht
Schweigen 105
  Siehe auch Gesprächspausen
Selbstbestimmung 46
  Siehe auch Bedürfnis nach Selbstbestimmung
Selbstdarstellung des Apothekenmitarbeiters 50, 52, 66-70
-, Authentizität 70
-, Fassadentechniken 68

-, Imponiertechniken 67
-, Sicherheit, 50, 52
-, Verkleinerungstechniken 69
Selbstoffenbarung 9, 43
- des Kunden 43
  Siehe auch Botschaften einer Nachricht
Sender 5
Sicherheit 46, 50, 52
  Siehe auch Bedürfnis nach Sicherheit
  Siehe auch Selbstdarstellung des Apothekenmitarbeiters
Stimme 33 f
-, Beziehungsdefinition 34
Streit 16, 47 f, 83, 165
- bei Einwänden 165
- durch Missverständnisse 16
- durch Wechsel der Aussageebenen 47
-, Schlichtung 48
-, Transaktionsanalyse 83
Symptomerfassung 92

T

Transaktion 82
Transaktionsanalyse 80

Ü

Übertragung 38

V

Verabschiedung 178
Verkaufen 139
-, Bedenken gegen 139
Verkaufsdreieck 140
Verkleinerungstechniken 69
Verständlichkeit 115, 118, 121, 130, 131
Vertrauen 46
  Siehe auch Bedürfnis nach Vertrauen
Vorwände 166 f

W

Wechselwirkungen 133
-, Informationen zu 133
Wertschätzung des Kunden 74-77
Wirkungseintritt 133
-, Informationen zu 133

Z

Zeitmangel 61, 63, 168
- beim eiligen Kunden 61
- beim redseligen Kunden 63
- für Zusatzempfehlungen 168

Zuhören 104-112
Zusammenarbeit des Apotheken-
  teams 70, 95, 170
Zusammenfassen des Gesprächs 108
Zusatzempfehlung 44, 167-170
Zusatzverkauf 167 ff
  Siehe auch Zusatzempfehlung
Zuwendung 25, **30**, 32